D1919027

GOLDMANN
Lesen erleben

Buch

Wenn der Stress mal wieder überhandnimmt: Mit Homöopathie wird es möglich, gezielt gegenzusteuern, denn zu hohe Belastung und negativer Stress machen auf Dauer krank. Der renommierte Homöopath Dr. med. Ralf Werner entdeckte: Vor allem zwei »Stressarzneien« sind es, die bei bestimmten Stressmustern und Stimmungslagen nachhaltig wirken. Nach Einnahme der Arzneien ist meist rasche Linderung spürbar. Körper und Seele kommen wieder in Balance. Dieses Buch hilft, die passende Arznei zu finden, und enthält viele Beispiele aus der Praxis. Ein neues, beeindruckendes Selbsthilfe-Konzept für mehr Gelassenheit im Leben.

Autor

Dr. med. Ralf Werner, geb. 1949, ist Facharzt für Allgemeinmedizin mit der Zusatzbezeichnung Homöopathie. Sein neu entwickeltes, wirksames Konzept bei Stressbekämpfung durch Homöopathie gilt auch in der Fachwelt als revolutionär und hat verblüffende Erfolge. 2007 wurde er in einer Umfrage der Bild-Zeitung unter den Top-Ärzten in NRW genannt.

Dr. med. Ralf Werner

Homöopathie gegen Stress

Burn-out natürlich vorbeugen

Unter Mitarbeit von Ulrike Arras

GOLDMANN

Sollte diese Publikation Links auf Webseiten Dritter enthalten,
so übernehmen wir für deren Inhalte keine Haftung, da wir uns diese
nicht zu eigen machen, sondern lediglich auf deren Stand
zum Zeitpunkt der Erstveröffentlichung verweisen.

MIX
Papier aus verantwortungsvollen Quellen
FSC® C014496
FSC
www.fsc.org

Verlagsgruppe Random House FSC® N001967

2. Auflage
Aktualisierte Taschenbuchausgabe September 2013
Wilhelm Goldmann Verlag, München,
in der Verlagsgruppe Random House GmbH,
Neumarkter Straße 28, 81673 München
© 2010 Kösel-Verlag, München,
in der Verlagsgruppe Random House GmbH
Umschlaggestaltung: Uno Werbeagentur, München
Umschlagmotiv: © FinePic, München
Satz: Uhl + Massopust, Aalen
Druck und Bindung: GGP Media GmbH, Pößneck
BK · Herstellung: IH
Printed in Germany
ISBN 978-3-442-17351-8
www.goldmann-verlag.de

Besuchen Sie den Goldmann Verlag im Netz

Für meine Kinder
Marc, Christoph, Kathrin und Matthias

Durch die Zusammenarbeit mit dem homöopathischen Arzt Dr. med. Werner haben wir als Ärzte in dessen hausärztlicher Praxis einen neuen Umgang mit den altbekannten homöopathischen Arzneien *Staphisagria* und *Ignatia* kennengelernt. Als »Stressarzneien« hat ihr Einsatz eine faszinierende, neue Bedeutung bei der Heilung vieler Krankheiten bekommen. Da die allermeisten Gesundheitsstörungen Stress bedeuten, eröffnen sich für den Einsatz dieser Stressarzneien ungeahnte Möglichkeiten. Das von Dr. Werner entwickelte Therapiekonzept erweitert die therapeutischen Möglichkeiten, insbesondere von stressbedingten Beschwerden, auf geradezu unglaubliche Weise.

Wir danken Dr. Werner herzlich, dass er uns als Kollegen an seinen Einsichten vorbehaltlos hat teilhaben lassen.

Holger Heibel (Gelsenkirchen),
Sabine Liesenfeld (Brüggen),
Dr. med. Birgitta Rebischke (Dinslaken),
Dr. med. Petra Tendick (Neukirchen-Vluyn),
Dr. med. Marc Werner (Essen)

Inhalt

Stress macht Stress
Vorwort

Stress ist zu einem unvermeidbaren Bestandteil unseres Lebens geworden. Alles Mögliche kann da stressen: zum Beispiel der Lebenspartner, die Kinder, der Arbeitgeber, die Migräne, die Schlafstörung, die verstopfte Nase, der Heuschnupfen, eine Neurodermitis, Allergien, das Asthma. Auch Ängste und Zwänge bedeuten Stress. – Gibt es einen Zusammenhang zwischen scheinbar so unterschiedlichen Themen? Ja! Denn auf ein und demselben Boden – dem Gestresstsein – spielen sich die allermeisten Konflikte, Befindlichkeitsstörungen und Krankheiten ab.

Wird ein Mensch daran gehindert, so zu sein, wie es seiner eigentlichen Natur entspricht, gerät er zwangsläufig in einen Zustand von seelischer und körperlicher Anspannung. Seine angeborene »Resonanzlage« ändert sich. Er entwickelt körperliche und psychische Symptome, die ihm bisher fremd waren. Beispiel: Sie sind müde, wollen schlafen und werden durch Lärm geweckt. Das geschieht jede Nacht. Irgendwann ist es Ihnen zu viel. Sie werden angespannt, genervt – möglicherweise auch aggressiv. Sie erkennen sich selbst nicht wieder. Derartige Veränderungen von einer gleichmütigen zu einer angespannten, gestressten Grundstimmung folgen Reaktionsmustern, die willentlich nicht zu beeinflussen sind, denn zur Gelassenheit kann man sich nicht zwingen.

Die individuelle Angespanntheit und Aggressivität überträgt sich nun möglicherweise auf die Mitmenschen, und der Stress breitet sich aus. Stress macht Stress! Dies wird jeder kennen und für »normal« halten. Was für viele neu sein dürfte, ist die Tatsache, dass in einer ausgeglichenen Grundstimmung eine bestimmte homöopathische Arznei zum Beispiel bei Kopfschmerzen hilft, in einer gestressten Stimmung aber – bei dem *gleichen* Kopfschmerz – ganz andere Arzneien. Hier sind insbesondere zwei homöopathische »Stressarzneien« mit dem Namen *Staphisagria* und *Ignatia* wirksam.

Im vorliegenden Buch wird allgemeinverständlich anhand von Konfliktsituationen und Krankheitsbildern dargestellt, wie die Anwendung der homöopathischen »Stressarzneien« bei der Bewältigung von Stress helfen kann. Diese Arzneien reduzieren oder heilen die psychischen und körperlichen Reaktionen, die durch Stress ausgelöst worden sind. Stress wird abgebaut und damit das Risiko für stressbedingte Krankheiten, wie zum Beispiel Herzkrankheiten, Migräne, hoher Blutdruck, Magenschleimhautentzündung und viele andere, vermindert. Auf jeden Fall aber wird man gelassener!

Ein Hinweis: *Bei Anwendung der beschriebenen Stresstherapie benötigt man einige Arzneien in hohen Potenzen (siehe S. 54ff. »Extrem verdünnt und dennoch wirksam«). Alle Potenzen – auch die hohen Potenzen – sind über eine Apotheke oder über das Internet zu beziehen. Hochpotenzen über C 1000 müssen im Ausland (Schweiz) bestellt werden.*

Wenn Sie unter einer chronischen und/oder schweren Krankheit leiden oder in der Vergangenheit wegen einer solchen Krankheit behandelt worden sind, sollte die Stresstherapie mit professioneller Begleitung erfolgen. Auf eine schulmedizinische Abklärung von bestehenden Beschwerden darf nicht verzichtet werden.

Dr. med. Ralf Werner

Was ist Homöopathie?

Wie entsteht Krankheit? Jeder Mensch wird von einer lebenserhaltenden Energie geprägt – dies erkannte bereits Samuel Hahnemann (1755–1843), der Begründer der Homöopathie. Im gesunden Menschen hält diese Lebenskraft alle Lebensvorgänge in einem harmonischen Gleichgewicht, das jedoch durch unterschiedliche Einflüsse gestört werden kann. So entsteht Krankheit. Die Symptome einer Krankheit entsprechen körperlichen und/oder seelischen Abweichungen vom gesunden Zustand. Stress stellt einen negativen Einfluss dar, der den Menschen aus seiner Balance bringt.

Wie wirken homöopathische Arzneien? Hahnemann verwendete pflanzliche oder mineralische Substanzen, deren Wirkung er zunächst an gesunden Menschen beobachtete. Damals war bereits allgemein bekannt, dass Chinarinde bei Malaria eine heilende Wirkung hatte. Also machte er einen Selbstversuch und stellte nach Einnahme von *Chinarinde* malariaähnliche Symptome bei sich fest. Daraus wird ersichtlich: Die Malaria führt bei einem Patienten zu bestimmten Krankheitssymptomen, aber bei einem Gesunden löst die Einnahme von Chinarinde ähnliche Symptome aus. Diese Ähnlichkeit der Symptome ist der entscheidende Punkt: Denn die geniale Entdeckung war, dass bei Vorliegen einer Malaria die von dieser Krankheit erzeugten Symptome durch Einnahme von Chinarinde verstärkt werden und dadurch der Organismus überraschenderweise zu einer Heilung angeregt wird.

Vereinfacht ausgedrückt: Ein Mensch ist krank. Er hat rote Haut, Fieber und Schweißausbrüche. Die Therapie besteht in der Verabreichung einer homöopathischen Arznei, die diese Symptome verstärkt. Das bedeutet: »Du sollst rote Haut haben, du sollst Fieber, du sollst Schweißausbrüche haben!« Auf diese Weise werden die Symptome zunächst intensiviert. Die Verstärkung der Krankheitssymptome stimuliert dann die körpereigene Abwehr und bringt den Heilungsprozess in Gang. Die Natur des Menschen *selbst* stellt die Gesundheit wieder her. Im Übrigen: Niemals heilt ein Arzt. Er stellt allenfalls die Weichen für einen Heilungsprozess, den der Patient stets selber vollziehen muss.

Die Wirksamkeit der Homöopathie ist keine Glaubenssache. Sie ist erfahrbar. Leidet ein Patient unter Übelkeit, Brechreiz, Fieber, Magenkrämpfen und Durchfall und es gelänge nicht, innerhalb von wenigen Stunden eine deutliche Besserung durch Gabe der passenden, homöopathischen Arznei zu bewirken, hätte nicht nur der Patient ein Problem, sondern auch der Therapeut! Meist ist eine Besserung schon nach zwei Stunden feststellbar. Immer, wenn es einem schlecht geht, ist es gut, ein Kügelchen nach dem anderen einzunehmen. Dies gilt sowohl für körperliche als auch psychische Beschwerden.

Was versteht man unter *homöopathischen Potenzen*? Da viele der von Hahnemann entdeckten Arzneimittel giftig auf den menschlichen Organismus wirken, kam er auf die Idee, diese zu verdünnen, um so den toxischen Effekt der Stoffe zu mindern. Er benutzte ein Verfahren, bei dem die Substanzen stufenweise verdünnt und zwischendurch immer wieder verschüttelt wurden. Dieses Verfahren wird »Potenzierung« genannt. Erstaunlicherweise konnte so die heilende Wirksamkeit der Substanzen verstärkt werden. Die Bezeichnung der Potenz gibt den jeweiligen Verdünnungsgrad an. Hahnemann bediente sich bei der Herstellung homöopathischer Potenzen hauptsächlich sogenannter »C-Potenzen«. Hier wird in Schritten zu je 1:100 verdünnt und nach bestimmten Regeln verschüttelt. Eine C 6 ist demnach eine »niedrige Potenz«, eine C 50000 eine »Hochpotenz«. Auch heute noch werden homöopathische Arzneimittel auf diese Weise hergestellt. So erhält man hochwirksame, jedoch absolut ungiftige Heilmittel. Sie werden meist in Form von Streukügelchen (*Globuli*) verabreicht.

Manche Menschen halten die Homöopathie für Scharlatanerie, weil sie sich nicht vorstellen können, dass solche hochverdünnten Arzneien überhaupt eine Wirkung haben könnten. Ich selbst habe dies früher auch nicht für möglich gehalten, und dass die Wirksamkeit der Arzneien mit steigendem Verdünnungsgrad und Verschüttelung zunimmt, erst recht nicht.

Was ist ein *Konstitutionsmittel*? Jeder Mensch hat ein archetypisches, ureigenes Grundmuster von psychischen und körperlichen Reaktionsweisen: Der eine wird mit Hautausschlägen geboren, der andere ohne. Der eine Mensch hat kalte, der andere warme Füße. Jemand hat Schweißfüße, der andere nicht. Der eine reagiert extrovertiert, ein anderer introvertiert. Wieder ein anderer bekommt Heuschnupfen oder Asthma, ein anderer Magengeschwüre. Bei dem einen Kind sind die Sprachentwicklung und das Wachstum verzögert, bei einem anderen Kind nicht. Dem einen kommen beim Lachen die Tränen, dem anderen nicht. Kopfschuppen bekommt auch nicht jeder. Der eine Mensch ist aufbrausend, der andere nicht, und so weiter und so fort. Dieses Grundmuster, nach dem ein Mensch körperliche und psychische Symptome entwickelt – ganz gleich ob »normale« oder pathologische Symptome –, entspricht dem Konstitutionsmittel, das heißt jener homöopathischen Arznei, die zum einzelnen Patienten passt wie »der Deckel zum Topf«. Dieses Konstitutionsmittel löst eine Resonanz aus: Die dadurch einsetzende kurzzeitige Verstärkung von Migräne, Heuschnupfen und Neurodermitis usw. mobilisiert dann die körpereigenen Heilungskräfte gegen ebendiese Krankheiten.

Resonanz ist ein Begriff aus der Physik. Jeder Körper hat eine optimale Schwingungsfrequenz. Wenn die Schwingungsfrequenz eines Tons zufälligerweise die bestmögliche Schwingungsfähigkeit eines Glases trifft, kann es dazu kommen, dass das Glas zerspringt. Oder: Vor einer Brücke müssen Soldaten den Gleichschritt beenden, denn durch ihn würde die Brücke derart in Schwingung versetzt werden können, dass sie einstürzt. Das ist Resonanz! Die Kraft solcher Resonanz wirkt aber nicht nur im Zerstörerischen, sondern kommt natürlich auch im Aufbauenden zum Tragen. In diesem Fall wirkt die Kraft der Resonanz im Konstitutionsmittel, welches die Heilungskräfte eines Patienten mobilisieren soll.

Die Kunst der Homöopathie ist es, das Konstitutionsmittel eines Patienten herauszufinden. Dies geschieht mit Hilfe des für Homöopathen unverzichtbaren Nachschlagewerkes, dem sogenannten *Repertorium*. In ihm werden körperliche und psychische Symptome bestimmten Arzneien zugeordnet.

Was ist ein Arzneimittelbild? Seit Hahnemann werden alle durch eine homöopathische Arznei ausgelösten, körperlichen und psychischen Symptome zusammengestellt und ergeben das »Arzneimittelbild«. Ein Arzneimittelbild beschreibt eine Palette von psychischen und körperlichen Eigenschaften, die einer bestimmten homöopathischen Arznei zugeordnet werden können. Die Vielzahl von Arzneimittelbildern entspricht demnach einer Vielzahl homöopathischer Arzneien. Durch sogenanntes »Repertorisieren« muss die individuell passende Arznei gefunden werden.

Ein Stressgeplagter leidet beispielsweise unter einer stressbedingten Gastritis, Schwindel, Depressionen und Schlafstörungen. Das »richtige« Konstitutionsmittel muss diese Beschwerden bessern, anderenfalls wäre es falsch. Darüber hinaus müssen die homöopathischen Arzneimittel immer wieder neu mit den psychischen und körperlichen Symptomen abgestimmt werden, weil sich ein Konstitutionsmittel ändern kann.

Ein Beispiel: Sie stehen morgens entspannt auf. Nach einem stressigen Vormittag haben Sie nachmittags einen Arzttermin. Auf dem Weg zum Arzt geraten Sie in Anspannung. Plötzlich haben Sie einen Kloß im Hals, nasse Handinnenflächen, Herzklopfen, unangenehmen Körpergeruch. »Warum bin ich nur so nervös, ich gehe doch nur zu einer Routineuntersuchung?« Ohnehin stressgeplagt reagieren Sie vor diesem Arztbesuch mit einem Resonanzwechsel. Sie können die Anspannung willentlich nicht beherrschen. Intuitiv aber spüren Sie, dass Ihr Aufgeregtsein unangemessen ist. Erneut verändert sich Ihre Resonanzlage. Nun fühlen Sie sich gegenüber der von Ihnen selbst als unnötig empfundenen Anspannung ausgeliefert und sind verzweifelt, weil Sie nichts dagegen tun können.

Die beschriebenen Zustände von ursprünglichem Gleichmut zu Anspannung und schließlich »Verzweiflung« über die unnötige Anspannung kennen die allermeisten und halten den Wechsel dieser Stimmungslagen für normal, weil man bei sich selbst und bei anderen derartige Stimmungswechsel schon oft erlebt hat. Es geht aber nicht um sogenannte Normalität, sondern darum, dass ein häufiger und intensiver Wechsel der beschriebenen Stimmungsebenen stresskrank machen kann. Hier liegt die Angriffsfläche für stressbedingte Krankheiten. Da auch bei körperlichen Beschwerden die homöopathische Arznei den jeweils vorherrschenden Gemütslagen angepasst werden muss, benötigen Menschen, die unter denselben körperlichen Krankheitssymptomen leiden – zum Beispiel einer Migräne –, oft unterschiedliche Arzneien. Und immer gilt: Die richtige

Arznei muss die aktuellen körperlichen und psychischen Beschwerden eindeutig bessern.

Wie werden homöopathische Arzneien angewendet? Ein Allergiker ist von Juckreiz gepeinigt. Er lutscht von der für ihn richtigen, homöopathischen Arznei ein Kügelchen nach dem anderen. (Er kann auch ein Kügelchen in einem Glas Wasser verrühren und davon immer wieder schlückchenweise trinken.) Ist die Arznei richtig, wird der Juckreiz meist nach zwei Stunden – oft schon früher – gemindert. Sobald eine spürbare Besserung eingetreten ist, wird die Arzneieinnahme gestoppt. Da viele Therapien wellenförmig verlaufen, kann es sein, dass nach einigen Stunden erneut ein Juckreiz auftritt. Sofort wird die Arznei wieder eingenommen, bis eine eindeutige Besserung spürbar ist. Wichtig ist, in *jede* Verschlechterung hinein konsequent Globuli einzunehmen – ganz gleich, um welche Beschwerden es sich handelt, ob körperliche oder psychische! Bei einem optimalen Verlauf muss es immer wieder zu spürbaren Besserungen kommen. Nur wenn nach Einnahme der Arznei stets eine positive Reaktion erfolgt, kann das Vertrauen in die Therapie wachsen.

Was kann die Wirksamkeit der homöopathischen Arzneien stören? Lebenskrisen, anhaltender Kummer, fortlaufendes Mobbing können zum Beispiel eine homöopathische Therapie erschweren. Das Gleiche gilt für übermäßigen Kaffeekonsum, die Anwendung ätherischer Öle und die gleichzeitige Einnahme anderer homöopathischer Arzneien. Betablocker, ACE-Hemmer und Antidepressiva stören die Therapie meist nicht, selbst inhalative Corticoide bei Asthma bronchiale können weiter verwendet werden. Wurden Krankheiten bereits schulmedizinisch behandelt, kann zu Beginn einer homöopathischen Therapie eine sogenannte Erstverschlimmerung auftreten: Eine Neurodermitis würde dann eventuell »aufblühen«, eine Migräne und ein Asthma ausgelöst werden. In diesen Fällen sollte mit einer professionellen Begleitung therapiert werden. In der Therapie dominieren die homöopathischen Stressarzneien. (Siehe auch S. 192 ff. »Richtlinien für eine homöopathische Stresstherapie«.)

Zwei homöopathische »Stressarzneien«

Zwei homöopathische Arzneien helfen bei vielen stressbedingten Gesundheitsstörungen. Die Kunst ist es, zu erkennen, welche Arznei im richtigen Moment die für Sie passende ist.

Angespannt durch Stress – Staphisagria

(Delphinium Staphisagria, Samen vom Stephanskraut)

Herr Rosen, 50 Jahre alt, ist an seinem Arbeitsplatz einer unerträglichen Mobbing-Situation ausgesetzt. Wenn er den Aufenthaltsraum betritt, verstummt jedes Gespräch. Wichtige, für ihn bestimmte Nachrichten werden nicht weitergegeben. Auf seine Bitte um Klärung und Aussprache wird nicht reagiert. Da Herr Rosen zu diesem Arbeitsplatz keine Alternative hat, bleibt ihm nichts anderes übrig, als seinen Ärger zu schlucken. Er weiß nicht, wie er sich wehren soll. Mit Wut fährt er zur Arbeit, mit Wut fährt er abends nach Hause. Außer seinem beruflichen Stress hat er Kummer mit wiederkehrenden Nasennebenhöhlenentzündungen – er hat die Nase buchstäblich voll, was seinen psychischen Zustand vollendet zum Ausdruck bringt. Als er seinen Hausarzt konsultiert, stellt dieser zu allem Unglück erstmalig auch noch einen hohen Blutdruck fest.

Herr Rosen, ohnehin ein sensibler Mensch, wird durch das Schluckenmüssen immer angespannter und verwundbarer. Um weiteren Kränkungen aus dem Weg zu gehen, versucht er jede Auseinandersetzung zu vermeiden, bis der Stress nicht mehr auszuhalten ist und in einer wütenden Explosion ein Ventil findet. Bis es dazu kommt, unterwirft sich Herr Rosen bis zur Würdelosigkeit – letztlich, um Anerkennung und Sympathie seiner Mitmenschen zu erlangen. Ihm entgeht nicht, dass er zunehmend missachtet wird. Herr Rosen beginnt nun, den Druck nach »unten« weiterzureichen, und fängt an, seine Sekretärin subtil zu schikanieren. Seine Wut hingegen entlädt sich bei Frau und Tochter, bei jenen Menschen, die er am meisten liebt. Frau und Tochter gehen ihm inzwischen möglichst aus dem Wege.

Herr Rosen benötigt für die Heilung seiner gestressten Psyche und für seine körperlichen Beschwerden *Staphisagria*. Die Psyche, der hohe Blutdruck und die Nebenhöhlenentzündungen würden sich dadurch bessern.

Die Unterdrückung von Gefühlen findet sich auch in anderen, alltäglichen Konfliktsituationen, die vordergründig banal erscheinen.

Da bittet eine Frau ihren Mann: »Schatz, schmatz doch

nicht so beim Essen, ich finde das ekelhaft.« Der Mann jedoch denkt überhaupt nicht daran, damit aufzuhören. Jedes gemeinsame Essen ist nun begleitet von einem Wutkloß im Bauch seiner Frau. Sie stört vor allem seine Gleichgültigkeit ihren Wünschen gegenüber. An einem Samstagvormittag dann ist der Ehemann in seine Zeitung vertieft, seine Frau hingegen »geladen«. Denn ihr Mann hat am Samstag und Sonntag frei, *sie* aber muss den Abwasch alleine machen, sich alleine um die Kinder kümmern, die Kinder zu Freunden kutschieren, einkaufen, das Mittagessen vorbereiten. Ihr Mann kümmert sich um nichts, auch nicht um ihr demonstrativ beleidigtes Gesicht.

Da fehlt nicht mehr viel, um das Fass zum Überlaufen zu bringen. Er geht mit verschmutzten Schuhen über den gerade gesaugten Teppich! – und sie explodiert: »Jetzt habe ich die Nase voll! Ich bin nicht deine Putzfrau!« Eine Vase geht zu Bruch. Ihr Mann ist irritiert. Er versteht die Welt nicht mehr. Auf den plötzlichen Wutausbruch seiner Frau war er nicht gefasst. Er beeilt sich, seine Schuhe auszuziehen. »Was ist denn los? Beruhige dich doch!« Seine Frau schimpft weiter: »Ich halte es mit dir nicht mehr aus. Du nervst mich nur noch. Du kümmerst dich um nichts! Wie soll man den Kindern Ordnung beibringen, wenn der eigene Mann nichts dabei findet, den Teppich zu versauen!« Darauf ihr Mann: »Mir reicht es jetzt auch! Da will man in Ruhe seine Zeitung lesen und du textest mich mit deiner blöden Keiferei zu!« Und so geht es weiter mit dem Stress-Pingpong …

Was viele Menschen nicht alles schlucken müssen! Da

gibt es nicht nur den »Langsam-Arbeiter«, der angetrieben wird, den »Schnell-Arbeiter«, der gebremst wird, die Nichtraucherin, die den Zigarettenqualm ihres rücksichtslos rauchenden Partners ertragen muss, die nächtliche Ruhestörung durch Partylärm. Da gibt es das rotzfreche Benehmen eines Ehemannes, der tatsächlich seiner Frau erklärt, dass er gerne ohne seine Brille mit ihr frühstückt, damit er ihre Gesichtsfalten nicht sehen müsse. So etwas »sitzt«! Bei einem solchen Mann wird eine Frau unvermeidbar zu einem »Staphisagria-Menschen«. Jedes Schluckenmüssen bedeutet Stress.

Je mehr ein Mensch in der Vergangenheit hat schlucken müssen, desto massiver stellen sich später seine Wutausbrüche dar. Einen Mitmenschen am liebsten »an die Wand klatschen« zu wollen ist die Gewaltfantasie eines Gekränkten. Staphisagria-Stressresonanzen entwickeln sich bei Menschen, die sich vieles gefallen lassen. Ohnehin immer angespannt fürchten manche den Stress und versuchen, Auseinandersetzungen zu vermeiden. Ihr Harmoniebedürfnis halten sie für den Ausdruck ihrer Friedfertigkeit, dabei handelt es sich – genau betrachtet – um eine aus Schwäche entstandene Konfliktvermeidungsstrategie. Zu reifen, unaufgeregten Auseinandersetzungen sind sie nicht imstande. Aus ihrer Not machen sie eine Tugend, bis sich ihre unterdrückte Wut dann doch irgendwann entlädt.

Erfüllt von der Sehnsucht, geliebt zu werden, nehmen sie vieles hin, bringen Opfer – meist auf ihre Kosten. Biographisch lassen sich häufig in der Kindheit Unterdrückungen nachweisen. Vom Druck sozusagen wundgescheuert können sie irgendwann auch kleinste Belastungen nicht mehr ertragen. Der Stress hat sie regelrecht erschlagen. Intuitiv aber spüren sie ihre permanente Angespanntheit und den Druck, den sie damit unbewusst an ihre Mitmenschen weitergeben. Deshalb mögen sie sich selbst nicht. Hochsensibel nehmen sie jede atmosphärische Stimmungsschwankung wahr. Sie spüren, dass andere Menschen, vielleicht sogar der Ehepartner, sich von ihnen distanzieren, um der ausgestrahlten Spannung zu entgehen. Daher rührt die Angst, verlassen zu werden.

Vor einer Prüfung geraten diese Menschen in Aufregung und können sich nicht konzentrieren. Sie haben Angst vor öffentlichen Auftritten. Platzängste, Angst in engen Räumen (z.B. im Fahrstuhl) können sich einstellen. Wartesituationen, eine lange Schlange an der Lebensmittelkasse, ein Autostau steigern eine ohnehin latent schwelende Aggressivität. Zahnklammern, Stützstrümpfe, Korsette werden psychisch oft unbewusst als Einengungen erlebt und stressen zusätzlich. Angespannte Menschen sind in Geschäftsverhandlungen gehemmt, weil sie die mit Feilschen und Pokern verbundene Anspannung nicht ertragen können, und nehmen deshalb zähneknirschend persönliche Nachteile in Kauf – eine Anspannungsvermeidung, die auf eigene Kosten geht. Geht ein solcher Mensch zu einem Vorstellungsgespräch, verbaut er sich durch seine Angespanntheit vermutlich Chancen. Einen vor Aufregung zitternden und schwitzenden Kandidaten wird ein Personalchef eher nicht einstellen.

Die häufige Einnahme von Staphisagria würde die Stresssymptome tatsächlich mildern.

Staphisagria würde auch Herrn Müller guttun: Er geht gerade in den Kassenraum der Tankstelle, um seinen Sprit zu bezahlen, und sagt: »Guten Tag!« Der Tankwart schaut ihn an, grüßt nicht. Herr Müller bezahlt und verabschiedet sich: »Auf Wiedersehen!« Der Tankwart reagiert nicht. Draußen denkt Herr Müller: »Dieser blöde Hund! Hier gehe ich nicht mehr tanken!« Er erlebt das Nichtgrüßen des Tankwarts als Kränkung und benötigt psychische Energie, um damit fertigzuwerden. Dabei hält er sein Empfinden für normal. In der Staphisagria-Stressresonanz herrscht ein strenges Koordinatensystem von Normalität, das da sagt: Herr Müller ist freundlich und grüßt – das ist normal. Der Tankwart, der den Gruß nicht erwidert, ist nicht normal. Da der Tankwart sich nicht so verhält, wie Herr Müller sich das vorstellt, nennt er ihn einen blöden Hund. Dies jedoch ist Narzissmus pur.

Dass der Tankwart einfach in Gedanken war, dass er einen schlechten Tag haben kann und dass das Nichtgrüßen keine Geringschätzung ausdrücken soll, kommt Herrn Müller nicht in den Sinn. Und er hat noch ein anderes Problem: Jede Distanzlosigkeit anderer Menschen versetzt ihn in Anspannung. Daher rührt auch seine Abneigung gegen zu schnelles »Duzen«. Wird er von Nachbarn eingeladen, will er nicht hin; unterbleibt die Einladung, ist er beleidigt. Er fürchtet Nähe, gleichzeitig aber sehnt er sich paradoxerweise danach.

Bei Kränkungen und Aufregungen kann der Staphisagria-Mensch mit vermehrtem Stuhldrang bis hin zu Durchfällen, Magenschmerzen, hohem Blutdruck, Schlafstörungen, Kopfschmerzen, Hautausschlägen, Atemnot, Schwindel und anderen Symptomen reagieren. (Siehe auch S. 75 ff. »Stressbedingte Gesundheitsstörungen«.) Obwohl jedwede Form von Druck von solchen Menschen schwer ausgehalten wird, neigen sie dazu, sich ständig selbst unter Druck zu setzen. Dazu kann ich nur sagen: Es ist gleichgültig, woher der Druck kommt, ob andere Menschen Ihnen Druck machen, zum Beispiel Ihr Chef durch seine überzogenen Erwartungen, oder ob Sie sich den Druck selber machen: Sie werden lernen, wie sehr Ihnen in Drucksituationen Staphisagria beispielsweise bei Ihren Schlafstörungen helfen wird. Und fragen Sie sich auch: Warum reagieren Sie so empfindlich auf Druck? Warum setzen Sie sich selbst unter Druck?

Oft liegen die Ursachen dafür in Kindheitserfahrungen, die Ihre Stressbereitschaft geprägt haben. Ihre Mutter beispielsweise reagierte stets enttäuscht und beleidigt, wenn Sie mit einer Fünf aus der Schule kamen. Jetzt war die Mama traurig. Aber kein Kind will, dass seine Mutter traurig ist! Sie haben gelernt und gebüffelt, sich selber unter Druck gesetzt, bloß um Ihre Mutter nicht wieder zu enttäuschen. Um elterliche Erwartungen zu befriedigen, haben Sie deren Ansprüche verinnerlicht. Es sind diese verinnerlichten Eltern, die Ihnen bis heute Druck machen. Das in der Kindheit erlernte Muster bestimmt Ihr Leben. Wann immer jemand eine Erwartung an Sie richtet, werden Sie sich zwingen, diese zu erfüllen. Das bedeutet Stress und kann krank machen.

»Aber«, werden Sie vielleicht einwenden, »ich brauche einen gewissen Druck, um gut arbeiten zu können. Das ist für mich positiver Stress!« – Meine Antwort lautet: »Sie halten den Mechanismus des Druckaufbaus für positiven Stress und sehen darin eine notwendige Voraussetzung, um erfolgreich zu sein. Sie halten Ihre Angespanntheit für einen normalen Zustand. Sie haben in Ihrem Leben schon immer unter Druck gestanden und von Kindesbeinen an vor allem narzisstische Erwartungen Ihrer Eltern erfüllen müssen. Im Staphisagria-Stresszustand haben sich verinnerlichte Autoritäten auf der einen und das unterdrückte Kind auf der anderen Seite in Ihrem Bewusstsein verankert. Das Kind in Ihnen unterwirft sich unbewusst den verinnerlichten Autoritäten, bis es an der Grenze der Leidensfähigkeit zu aggressiven Ausbrüchen kommt.«

In der Stressschädigung lassen sich verschiedene Schweregrade unterscheiden. Bei Menschen, die seltener Unterdrückung erfahren haben, springt die Staphisagria-Stressresonanz nur in extremen Drucksituationen an. Ein Sichbeugen und ein Sichunterwerfen bei früher erlittenen Unterdrückungen steigern die Stressbereitschaft. Bei jeder Unterdrückung spielt sich prinzipiell das Gleiche ab wie bei einem Linkshänder, der zu einem Rechtshänder dressiert wird: Stellen wir uns einmal ein Kind vor, das als Linkshänder geboren wurde. Es will mit der linken Hand malen. Befehl der Mutter: »Nimm die rechte Hand!« Oder:

Aus dem Bauch heraus will das Kind bei einer Begrüßung die linke Hand geben. Befehl der Eltern: »Nimm die rechte Hand, die schöne!« Bei allen Tätigkeiten arbeitet fortan der Kopf dagegen, die linke Hand zu benutzen, und befiehlt, die rechte Hand zu nehmen. Und das wiederholt sich von nun an immer wieder.

Die rechte Hand wird vom denkenden Bewusstsein gesteuert. Entgegen seiner Natur (Linkshänder) identifiziert sich das Kind nun zunehmend mit der Kopf- beziehungsweise mit der elterngesteuerten, rechten Hand. Unvermeidlich entsteht so eine Spaltung von Kopf und Bauch und dabei eine erhöhte Anspannung und Aggressivität. Jede Form von Unterdrückung verursacht derartige Verhaltensmuster: »Iss den Teller leer, auch wenn du keinen Hunger mehr hast! – Was auf den Tisch kommt, wird gegessen! – Du musst von allem probieren! – Du musst täglich trainieren, sonst hat deine Mannschaft keinen Erfolg! – Nur wenn du gute Leistungen erbringst, sind wir mit dir einverstanden, ansonsten haben wir dich nicht lieb! – Was für dich gut ist, entscheiden wir!«

Der entscheidende Faktor ist der Druck und das damit verbundene »Schluckenmüssen« von Umständen oder Anforderungen, die der eigenen Intuition, dem eigenen Willen entgegenstehen. Je druckgeschädigter ein Mensch ist, desto empfindlicher und aggressiver reagiert er auf jeden Druck mit Stresssymptomen wie Angespanntheit und Aggressivität, gegebenenfalls mit körperlichen Krankheiten. Ein normaler Besuch beim Arzt, ein Gespräch beim Elternsprechtag, ein Rendezvous mit einem lieben Menschen, jede Klassenarbeit oder Prüfung erhöhen den Stress. Selbst kleinere Kränkungen führen zu einer erhöhten Anspannung. Aggressive Ausbrüche eines Mitmenschen bei harmlosen Anlässen, beispielsweise bei längeren Wartezeiten im Restaurant, hat wahrscheinlich jeder schon mal erlebt.

Wie verrückt: Statt den Stress durch Großzügigkeit und Nachsicht auch mit sich selbst zu mindern, passiert genau das Gegenteil: Man wird kleinlicher, pedantischer und dogmatischer. Stresszustände sind eine Entfernung von der eigentlichen Natur des Menschen. Ichbezogenes Denken, das sich gegen den »Bauch« und damit gegen intuitives, authentisches Handeln richtet, führt zu einer gewissen Spaltung. Kopflastig kontrolliert der Gestresste sich selbst und seine Umwelt in verstärktem Maße. Das macht ihn gehemmt. Seine Anspannung überträgt sich auf seine Mitmenschen, die ihn deswegen nicht mögen. Ein schweres Leben!

Und: Es gibt Menschen, deren innere Spaltung ständig zunimmt. Sie fühlen die Gespaltenheit und klagen: »Ich muss denken, denken, denken, denken, ich halte es nicht aus! Das macht mich fertig! Ich denke, wenn ich mit meiner Frau ins Bett gehe, ich denke, wenn ich mit den Kindern bastele oder spiele. Es ist, als ob jemand neben mir wäre, der mich kontrolliert. Ich gehe neben mir. Ich stehe neben mir! Meine Kopflastigkeit ist schrecklich!«

Einige versuchen durch Alkohol oder andere Rauschmittel das quälende Denken zu beseitigen. Sie fühlen sich im Rausch entspannter und sind es zunächst paradoxerweise auch, weil das übermäßige Denken im Rausch reduziert ist. Erst nach zwei oder drei Glas Bier entwickelt manch einer auf einer Party eine innere Leichtigkeit. Jetzt fühlt er sich wohl. Wird Stress immer wieder auf diese Weise »therapiert«, besteht jedoch die Gefahr, in eine Sucht abzugleiten, die ruiniert und letztlich nichts anderes als eine Sehnsucht nach dem Zustand der »Nichtgespaltenheit«, der »Einheit«, des »Selbstseins« ausdrückt.

Oft wird Stress auch durch vermehrtes Essen kompensiert. Woher kommt dieser Heißhunger besonders auf Süßes in Stresssituationen? Ein Leben unter Stress ist alles andere als süß, und die verputzte Tafel Schokolade stellt einen willkommenen Ausgleich dar. Insofern ist der verstärkte Appetit folgerichtig. Im Augenblick des Essens spürt man eine Einheit und eine innere Zufriedenheit, die allerdings durch die unvermeidbare Gewichtszunahme schnell wieder verloren geht. (Siehe auch S. 89 ff. »Essstörungen«.)

Verstärkte Selbstkontrolle kann zu einer Zunahme der Spaltung von Kopf und Bauch führen und damit zu einer extremen Staphisagria-Stresspathologie. Ein sehr kranker Mensch zeigt seinen Konflikt der inneren Spaltung, indem er sich mit dem Messer tiefe Schnittwunden zufügt. Er bringt damit zum Ausdruck: »Ich bin gleichzeitig Opfer und Täter! Ich bin der, der sich schneidet, und der, der geschnitten wird!« (Borderline-Syndrom) Gott sei Dank sind die Stressschädigungen der meisten Menschen nicht annähernd so schwerwiegend. Dennoch liegt ein gleiches Grundmuster vor: Auch der Gestresste ist gleichzeitig Opfer und Täter.

Anwendungsempfehlung

Bei jedem Stress sollte man die Stressarznei Staphisagria als Globuli in einer Potenz von C 10000 wie Bonbons lutschen. (Bei psychischen Symptomen sind stets Hochpotenzen zu empfehlen, sollte C 10000 nicht wirksam sein, empfehle ich C 50000.) Sobald eine Entspannung registriert wird, beendet man die Einnahme der Globuli, sobald man wieder unter Stress gerät – und sei er auch noch so gering –, werden erneut Globuli gelutscht.

(Siehe auch S. 192 ff. »Richtlinien für eine homöopathische Stresstherapie« und S. 195 f. »Staphisagria-Symptome«.)

Erlebt man erst einmal am eigenen Leibe, wie Staphisagria stets Besserungen auslöst, wächst das Vertrauen in die Therapie. Bei massivem Stress ist eine häufige Einnahme erforderlich. Im Laufe der Zeit sinkt die Stressbereitschaft, vorausgesetzt, dass nicht durch widrige äußere Umstände immer neuer Stress erzeugt wird.

Fast unvermeidbar folgt dem Staphisagria- der Ignatia-Zustand: Sie erinnern sich an das Beispiel des umgepolten Linkshänders? Wenn ein Linkshänder immer wieder die rechte Hand geben soll, kommt irgendwann der Zustand, in dem sich »Kopf« und »Bauch«, also die linke und die rechte Hand gegenseitig blockieren. Zunächst hatte die Unterdrückung der linken Hand einen angespannten Staphisagria-Stresszustand ausgelöst. Zwangsläufig wird anschließend ein neues, archetypisches Grundmuster geboren, der Zustand der Ausweglosigkeit, der »Verzweiflung«: »Egal welche Hand ich nehme, ich mache einen Fehler!« Rechte und linke Hand sind im Patt, Kopf und Bauch sind im Patt. Die zu dieser Resonanz passende Arznei heißt *Ignatia.*

Verzweifelt durch Stress – Ignatia

(Strychnos ignatii, Ignatiusbohne, Brechnussgewächs)

Ein Mann wird von seiner Frau verstoßen. Sie will die Scheidung, er will sie nicht. Die Kinder sollen bei ihr wohnen, er soll ausziehen. Ohnmächtig fühlt er sich dem Vorhaben seiner Frau ausgeliefert. Er ist vollkommen verzweifelt, denn für ihn bedeutet die Trennung nicht nur den Verlust seiner Frau, sondern auch die Zerstörung seiner Familie. Wegen seines psychisch desolaten Zustandes ist er nicht mehr arbeitsfähig. Er reagiert mit Schlafstörungen, die nach einiger Zeit psychische und körperliche Erschöpfung nach sich ziehen. Die Verzweiflung des Ehemannes ist begreiflich. Es gibt jedoch auch banalere Konflikte, die der Einzelne als ausweglos wahrnimmt. Entscheidend ist das individuelle Empfinden, auch wenn im Einzelfall ein Außenstehender die erlebte Konfliktsituation nicht nachvollziehen kann.

Oder ist es zu verstehen, dass eine Ehefrau über den bevorstehenden Besuch der Schwiegermutter zu Heiligabend »verzweifelt« ist? Sie kann die Schwiegermutter nicht ausstehen und empfindet deren Besuch als Zumutung. Der Ehemann sieht das ganz anders: Seine Mutter gehört Heiligabend unter den Weihnachtsbaum! – Der emotionale Konflikt zwischen den Eheleuten ist im Augenblick nicht lösbar. Jeder handelt sich beim Durchsetzen seiner Interessen das beleidigte Gesicht des anderen ein. Für beide bedeutet ein Nachgeben, sich selbst untreu zu werden. Lädt die Ehefrau die Schwiegermutter nicht ein, macht sie einen Fehler. Lädt sie sie ein, macht sie ebenfalls einen Fehler. Vergleichbares gilt für den Ehemann. Psycho-mikroskopisch befinden sich beide in einer unlösbaren Ignatia-Situation. Diese Situation ist gekennzeichnet von einer *prinzipiellen* Ausweglosigkeit. Im Hinblick auf die später zu erläuternde Therapie mit der homöopathischen Arznei Ignatia ist das Erkennen einer Ausweglosigkeit, die in gravierenden Fällen »Verzweiflung« genannt wird, wichtig.

Bei dem beschriebenen Konflikt bedeutet dies, dass den Eheleuten Ignatia bei aktuellen Beschwerden, zum Beispiel bei Magenschmerzen, Kopfschmerzen oder Schlafstörungen etc., helfen würde. Auch psychisch würden sie sich trotz widriger Umstände besser fühlen.

Im Ignatia-Zustand überträgt ein Mensch seine Verzweiflung noch dazu auf seine Mitmenschen. Diese Übertragungen vollziehen sich unbewusst und manchmal sehr subtil, wie das folgende Beispiel zeigt. Frau Eusterling und ihr Mann würden es sicherlich weit von sich weisen, von »Verzweiflung« in ihrer Ehe zu sprechen. Beide glauben, ihre

Beziehung sei ausgezeichnet. Aber hören wir ihnen einmal beim Einkauf in einem Schuhgeschäft zu:

Sie: »Sieh mal, Schatz, die braunen und die schwarzen Schuhe sind beide schön und gar nicht teuer! Welche soll ich nehmen?«

»Ist egal.«

»Nun sag doch mal!«

»Nimm die schwarzen!«

»Nicht die braunen?«

»Kannst du auch nehmen.«

Sie (ärgerlich): »Du sollst mir doch helfen, mich zu entscheiden, welche Schuhe ich nun nehmen soll!«

»Gut, nimm die schwarzen.«

»Gefallen dir die braunen denn nicht?«

»Doch.«

Sie (jetzt genervt): »Warum soll ich denn die schwarzen nehmen, wo die braunen doch viel besser zu meiner Kleidung passen?«

Welche Arznei braucht Frau Eusterling? Welche Arznei braucht ihr Mann? Sie ist, ohne dass sie sich dessen bewusst ist, im Ignatia-Zustand und treibt ihren Mann in die gleiche Resonanz. Sie zwingt ihn in einen Konflikt, aus dem er ungeschoren nicht mehr herauskommt.

Auch der 8-jährige Moritz überträgt seine Verzweiflung, in diesem Fall auf seinen Hund. Er bindet dem Hund die Beine zusammen, hält ihm die Schnauze zu, sodass er laut jault, und legt sich auf das Tier. In der Schule wird Moritz von seinen Mitschülern gehänselt, weil er täglichen Nachhilfeunterricht über sich ergehen lassen muss. Moritz überträgt seinen seelischen Zustand auf den Hund: Ich quäle dich, weil ich gequält bin! Große Probleme macht Moritz sich außerdem selbst durch seine ständigen Lügen. Warum lügt Moritz? Er lügt nicht nur, um sich in bestimmten Situationen Vorteile zu verschaffen, sondern auch in Situationen, bei denen man nicht verstehen kann, warum er es tut. Verzweifelt fragt seine Mutter: »Warum lügst du, warum lügst du?« – Man muss wissen, dass Lügen immer Ausdruck eines Ignatia-Zustandes ist. Moritz lügt und bringt damit sich selbst und seine Mutter in eine ausweglose verzweifelte Lage. Moritz lebt seine Verzweiflung aus.

Kinder, die im Restaurant unter die Tische kriechen, an der Tischdecke ziehen, den Tischnachbarn in den Teller fassen, herumbrüllen, Pommes frites auf den Boden werfen, treiben ihre Eltern in den Zustand, in dem sie sich selbst befinden – aus welchen Gründen auch immer. Oft gerät die gesamte Familie innerhalb kurzer Zeit in Verzweiflung, wenn sich nur *ein* Familienmitglied in dieser Resonanzebene befindet. Die an Bulimie erkrankte Tochter treibt die Eltern in die Verzweiflung, genauso wie der kiffende Sohn oder das hyperaktive Kind. Verzweifelte Patienten können auch einen Arzt zur Verzweiflung bringen. Die Ignatia-Stressresonanz überträgt sich. Von seiner eigenen Stimmungslage könnte er dann gegebenenfalls auf die seiner Patienten schließen.

Ausweglosigkeiten müssen nicht immer konkret vorliegen, sondern werden oft auch fantasiert. Die psychische

Verfassung ist dabei das Entscheidende. Wie schwer ist es, das Grundmuster der Verzweiflung zu erkennen! Wie schwer ist es, einem Menschen, der dazu neigt, alles schwarz zu sehen, der dazu neigt, immer den Teufel an die Wand zu malen, klarzumachen, dass er die eigene seelische Verzweiflung nach außen projiziert! Frau Gaesch beispielsweise wartet am Fenster auf ihren 12-jährigen Sohn und gerät in Panik, weil er seit einer Viertelstunde überfällig ist. Sie geht davon aus, dass etwas Schreckliches passiert sein müsse. Diese Haltung legt sie auch in anderen Situationen an den Tag und macht mit ihren Ängsten inzwischen die ganze Familie verrückt: Hinter jedem Infekt vermutet sie eine schwere Krankheit. Auch ihr zwanghafter Ordnungssinn ist Ausdruck ihrer verzweifelten Grundstimmung, die ihr nicht bewusst ist. Nie ist sie zufrieden mit dem, was sie getan hat. Mit ihrer Pedanterie treibt sie ihre Mitmenschen ebenfalls zur Verzweiflung. Jeder Krümel stört. Der Abwasch muss sofort gemacht werden! Die Vase gehört an *ihren* Platz und keine zwei Zentimeter daneben! Die Bleistifte müssen nebeneinander auf dem Schreibtisch liegen!

In Wahrheit geht es ihr nicht um die Krümel und nicht um die Bleistifte. Unbewusst agiert Frau Gaesch ihre Verzweiflung aus. Die selbst auferlegten Anforderungen an Perfektion lassen sich nicht erfüllen. Ihren Putzfimmel interpretiert sie als Ausdruck von Sauberkeit. Vom Ehemann wird hinter vorgehaltener Hand berichtet, dass sie den Fußboden fünf Mal gewischt hat, weil das Putzwasser beim vierten Mal ihrer Meinung nach immer noch schmutzig war. Ihr tägliches Leben steuert Frau Gaesch so, dass sie von einer Verzweiflung in die nächste stolpert. Zwanghaft konstelliert Frau Gaesch reale oder erdachte Ausweglosigkeiten. Dies entspricht dem Wiederholungszwang, von dem auch Psychotherapeuten berichten.

Nähme sie Ignatia-Kügelchen, würde sie spüren, wie gut ihr dies tut. Auf jeden Fall wird ihr Ignatia immer wieder auch bei körperlichen Beschwerden, wie zum Beispiel einer Migräne, helfen. Frau Gaesch muss nicht verstehen, dass ihr übertriebenes Putzen Ausdruck einer unterschwelligen Verzweiflung ist. Wenn ihr jedoch bei einer Migräne Ignatia eindeutig hilft, wäre sie glücklich, von den Kopfschmerzen befreit zu sein. Nicht sofort, aber später würde sie möglicherweise wertschätzen können, dass sie gleichzeitig einen Schritt aus der Verzweiflungs-Resonanz gemacht hat.

In derselben Resonanz befindet sich auch ein Geschäftsmann, der trotz seiner Flugangst gezwungen ist, mit dem Flugzeug zu verreisen. Sagen Sie ihm jetzt einmal, dass er sich in einer ausweglosen Situation befindet! Er wird abwinken, denn mit einem genügenden Quantum an Alkohol sowie dem Einwurf von Psychopharmaka gelingt es ihm, die Situation zu meistern. Ohne seine »Hilfsmittel« würde er jedoch in Panik geraten – der Brennpunkt der Verzweiflung. Doch statt Alkohol oder Psychopharmaka helfen Ignatia-Kügelchen ebenso.

Was aber, wenn die Ignatia-Resonanz nicht nur in einer bestimmten Situation einsetzt? Eine durch Vergewaltigung schwangere Katholikin beispielsweise, die von dem Peiniger das Kind nicht haben will, für die eine Abtreibung jedoch Mord bedeutet, lebt in einer Dauerverzweiflung.

Wenn sie mit Schlafstörungen, Magenschmerzen, Durchfällen oder Asthma reagiert, würde ihr die häufige Verabreichung von Ignatia helfen, auch wenn die schlimmen äußeren Umstände nicht geändert werden können. Das Leid ließe sich zumindest besser aushalten, nach Ignatia ginge es ihr auch psychisch besser.

Erkennen Sie die Ausweglosigkeit in folgenden Beispielen, wenn jemand sagt: »Ich habe Hämorrhoiden. Sie schmerzen nur, wenn ich sitze und wenn ich liege. Sobald ich gehe, verschwindet der Schmerz sofort.« Das heißt: Um beschwerdefrei zu sein, müsste der Betreffende unentwegt laufen – eine ausweglose Lage. Oder: »Mein Husten macht mich verrückt. Wenn ich einmal angefangen habe zu husten, hört er nicht mehr auf. Ich möchte husten, um Schleim abzuhusten, aber ich möchte nicht husten, weil mich der Husten quält.« In beiden Fällen ist ein Grundmuster von Ausweglosigkeit zu erkennen. Ignatia würde sowohl den Hämorrhoidalschmerz als auch den Husten beseitigen.

Der Ignatia-Zustand ist auch deshalb oft schwer zu erkennen, weil man sich subjektiv nicht unglücklich fühlen muss: Der Abiturient Philipp schätzt seinen Seelenzustand als gut ein. Er hat ein Einser-Abitur. Sein einziges Problem sind Magenschmerzen. Was steckt dahinter? Philipp weiß nicht, ob er Jura oder Medizin studieren soll. Egal, wofür er sich entscheidet, er macht aus seiner Sicht einen Fehler. Den inneren Konflikt rationalisiert er weg: »Andere wären froh, wenn sie in meiner Lage wären, in ein paar Tagen ist die Entscheidung sowieso gefallen.« Aber *im Augenblick* lebt er in einem unlösbaren Konflikt, der sich durch Magenschmerzen somatisiert. Nicht nur die Magenschmerzen können durch Ignatia erfolgreich therapiert werden, sondern auch seine Ignatia-Grundstimmung, was seine Entscheidungsfindung erleichtern wird.

Bei einer homöopathischen Therapie zeigt sich ein häufiger Wechsel von Verbesserung und Verschlechterung. Dieses Auf und Ab muss sich im Laufe der Zeit in Richtung einer eindeutigen Verbesserung entwickeln. Wenn eine Arznei zunächst gut geholfen hat und es erneut zu einer vorübergehenden Verschlechterung kommt, kann man sich abermals von der Wirksamkeit der Arznei überzeugen. Es gibt keinen Grund, die bisherigen Erfolge in Frage zu stellen. Durch die Einnahme der Arznei muss erneut eine Besserung auszulösen sein. Zum Beispiel sollte ein Kopfschmerz innerhalb von ein bis zwei Stunden deutlich gebessert sein, ansonsten wäre die Arznei falsch. (Siehe auch S. 192 ff. »Richtlinien für eine homöopathische Stresstherapie«.)

Manchmal werden Erfolge von Ignatia-Patienten auch geleugnet. Ein unbewusstes Nicht-gesund-werden-Wollen, ein Aus-der-Krankheit-Gewinn-Ziehen gehört zur Ignatia-Pathologie. Einerseits wird der Therapieerfolg sehnlichst erwünscht, andererseits braucht man den Misserfolg, weil unbewusst immer wieder eine Verzweiflung ausgelebt werden will. Fragen wie: »Was mache ich, wenn das Mittel nicht mehr wirkt und der Juckreiz wiederkommt?«, »Was mache ich, wenn die Scheidenentzündung chronisch wird und mir sowieso keiner helfen kann?«, »Was mache ich, wenn die empfohlene Arznei nicht hilft?« offenbaren, dass Hoffnungslosigkeit und Ängste in die Therapie projiziert werden. Immer, wenn sich jemand eine verzweifelte Situation in der Zukunft ausmalt, ist er höchst »Ignatia-verdächtig«.

Menschen, die keinerlei Lösungsmöglichkeiten in ihrem Leben sehen, sich permanent in verzweifelten Ausweglosigkeiten befinden, können eine ganz neue Resonanzebene entwickeln, eine Resonanz, die entsteht und willentlich nicht vermieden werden kann, den *Aurum-Zustand* (Aurum Metallicum ist ebenfalls eine homöopathische Arznei): »Ich kann nicht mehr. Ich will nicht mehr leben. Ich bin vollkommen am Ende. Ich halte es nicht mehr aus. Ich will sterben!« Dieser Aurum-Zustand ist höchst bedrohlich, kommt jedoch selten vor. Meist entwickelt sich nach dem Ignatia-Zustand aber eine ganz andere Resonanzebene. Das Beispiel des unterdrückten Linkshänders von Seite 29f., 33f. hilft, diese Seelenlage zu verstehen: Die Umpolung des Linkshänders zum Rechtshänder war unter Druck geschehen und hatte eine Spaltung von Kopf und Bauch zur Folge (Staphisagria-Zustand). Durch anhaltende Unterdrückung gerieten linke und rechte Hand ins Patt. Egal, welche Hand der Linkshänder gab, er machte einen Fehler – ein auswegloser Zustand (Ignatia-Zustand). Besteht diese Resonanz über längere Zeit, vollzieht sich aus dem Unbewussten eine Gegenbewegung: Auf Druck folgt Gegendruck, eine Auflehnung *gegen* Druck. »Nein, die linke Hand ist meine Hand, verdammt noch mal! Ab sofort gebe ich nur noch diese Hand. Nicht mehr mit mir!«

Anwendungsempfehlung

Wenn Sie bei sich eine Ignatia-Resonanz sicher erkennen, sich in einer ausweglosen Situation befinden und verzweifelt sind, beginnen Sie mit Ignatia C 10000.

(Siehe auch S. 189 ff. »Wie erkenne ich die für mich passende Arznei?« sowie S. 197 f. »Ignatia-Symptome«.)

Zwei Folgearzneien bei Dauerstress

Auflehnung gegen Stress – Causticum

(Ätzstoff Hahnemanns, Destillat aus Calciumoxid und Kaliumhydrogensulfat)

Lange Zeit hat ein Mann vieles »geschluckt« (Staphisagria), er wusste nicht mehr ein noch aus (Ignatia). Irgendwann ist das Maß voll, spontan kommt es zu einer Gegenbewegung: Es reicht! Er lässt sich von keinem mehr etwas sagen, nicht vom Arbeitgeber, nicht von der Ehefrau, nicht von der Mutter und auch nicht vom Arzt. Die Mitmenschen sind von seiner »Mit-mir-nicht-Entschlossenheit« beeindruckt. Hätte er in dieser Resonanzlage dennoch konstitutionelle Beschwerden, beispielsweise Kopfschmerzen, Muskelverspannungen, Neurodermitis oder Schlafstörungen, würde ihm *Causticum* helfen.

Die Causticum-Stimmungslage ist also die Gegenbewegung zur Staphisagria-Schluckerei. Kompromisslos wird nun auf jede Ungerechtigkeit und Unterdrückung reagiert. Der Revoluzzer geht auf die Barrikaden. Bei allem Revoluzzergeist verliert er jedoch nicht sein mitfühlendes Herz.

Sein Verhalten wird weder durch unterdrückte Wut oder Anspannung (Staphisagria) noch von Hysterie oder Verzweiflung (Ignatia) bestimmt. Mit oft verblüffendem Mut geht er gegen Ungerechtigkeiten vor. Hier einige Beispiele:

Ein Schüler in der Causticum-Resonanz setzt sich bei ungerechter Zensurengebung zur Wehr und verteidigt unaufgefordert auch den Mitschüler. – Ein Rocker liegt auf dem Fußgängerweg. Zwei andere Rocker stehen daneben und schlagen auf den am Boden Liegenden ein. Ohne eine Sekunde zu zögern und ungeachtet der Gefahren für sich selbst, geht der Causticum-Mensch dazwischen – und auch das ist typisch für ihn: Er gibt zu viel herausgegebenes Geld an der Lebensmittelkasse zurück, er betrügt keine Versicherung, kein Finanzamt. In seiner politischen Meinungsbildung steht er auf der Seite der Unterdrückten und Schwachen. Er weiß aus seiner eigenen Staphisagria-Biographie, was Unterdrückung bedeutet.

Bestehen körperliche Symptome wie zum Beispiel Rheumatismus, Heiserkeit und ein Husten, der sich durch Trinken bessert (S. 199), ist der Causticum-Zustand für einen Homöopathen an diesen spezifischen Symptomen leicht zu erkennen. Auch wenn der Patient trotz erfolgreicher Therapie sowohl den Therapeuten als auch die Arznei, eventuell die gesamte Homöopathie in Frage stellt und er zu diskutieren um des Diskutierens willen beginnt, besteht kein Zweifel an der Entwicklung einer Causticum-Resonanz.

Eine 26-jährige Kindergärtnerin leidet unter nächtlichen Hustenanfällen. Nach einem längeren, kontroversen Gespräch stelle ich fest: »Zurzeit sind Sie von einem starken Oppositionsgeist beherrscht. Wenn ich sage, die Wand ist weiß, behaupten Sie, dass das nicht stimmt. Viele meiner Aussagen werden von Ihnen grundsätzlich bestritten, jeder gute Rat abgelehnt. Gibt es in Ihrem Leben aktuell irgendeinen Bereich, in dem Sie Auseinandersetzungen haben?« – Ihre Antwort bestätigte meine Vermutung: »Ja«, sagt sie, »ich bin zu meiner Leiterin gegangen und habe sie zum ersten Mal in meinem Leben ›zusammengefaltet‹. Bevor sie die Mitarbeiter kritisiert, soll sie selbst mit gutem Beispiel vorangehen!« »Das ist ein Fortschritt. Es ist gut, dass Sie sich nicht mehr alles bieten lassen.« Anders als in früheren Zeiten lässt sich die Kindergärtnerin nicht mehr alles gefallen, sie geht Auseinandersetzungen nicht mehr aus dem Weg. Und bei ihrem Husten hilft ihr jetzt tatsächlich Causticum.

In der Causticum-Resonanzebene fühlt man sich wohl. Dennoch kostet auch dieser Gemütszustand Energie. Ein inneres Gleichgewicht ist noch nicht gefunden. Man ruht nicht in sich selbst, sondern vollzieht eine unvermeidbare Gegenbewegung zu erlebten Unterdrückungen. »Bevor mich einer stresst, mache ich Stress!« Demnach ist die Causticum-Resonanz gegenüber Staphisagria und Ignatia ein echter Fortschritt.

In der Causticum-Resonanz leidet der Mensch nicht so sehr. Er wehrt sich ja, ist in diesem Augenblick mit sich im Reinen und kann sich psychisch relativ wohlfühlen. Da intensiver und chronischer Stress aber auch zu schwerer seelischer und körperlicher Erschöpfung führen kann, ist eine andere Arznei von größerer Bedeutung – *Acidum phosphoricum*, eine Erschöpfungsarznei.

Anwendungsempfehlung

Wenn Sie einen Causticum-Zustand sicher bei sich erkennen, beginnen Sie mit der Einnahme von Causticum C 1000.

(Siehe auch S. 192 ff. »Richtlinien für eine homöopathische Stresstherapie« sowie S. 198 f. »Causticum-Symptome«.)

Erschöpft und ausgebrannt durch Stress – Acidum phosphoricum

Acidum phosphoricum ist eine Arznei, die häufig bei Erschöpfungszuständen infolge von Stress hilfreich ist – *die* Arznei für einen fortgeschrittenen Burn-out-Zustand.

Kennen Sie das? Ich kann mich nicht konzentrieren. Die Gedanken schwimmen weg. Ich habe vergessen, was ich sagen wollte. Ich muss mir alles notieren, ansonsten vergesse ich es. Dauernd verliere ich im Gespräch den Faden. Ich habe zu nichts Lust, nicht zum Spazierengehen, nicht zum Lesen, keine Lust auf Sex. Jedes Gespräch ist mir zu viel. Beim Aufstehen bin ich müde, morgens wie gerädert. Die Küche bleibt unaufgeräumt, die Post ungelesen, Rechnungen unbezahlt … Diese Stimmungslage entspricht der Acidum-phosphoricum-Resonanz. Auch körperliche Symptome weisen auf diesen Zustand hin, der eigentlich leicht zu erkennen ist. Problematisch kann es nur dann werden, wenn der Betroffene so kaputt ist, dass er über die therapeutischen Kügelchen nicht nachdenkt und auch keine Lust hat, Kügelchen einzunehmen, weil ihm selbst das zu viel ist.

Anwendungsempfehlung

Liegt der Schwerpunkt in einer körperlichen Mattigkeit, die Therapie mit Acidum phosphoricum C 10000 beginnen; bei geistigen Symptomen, zum Beispiel Konzentrationsschwäche oder Vergesslichkeit, Beginn mit C 50000.

(Siehe auch S. 192 ff. »Richtlinien für eine homöopathische Stresstherapie«, S. 199 f. »Acidum-phosphoricum-Symptome« sowie S. 178 ff. Burn-out.)

Die Grundarznei

Sie haben im vorangegangenen Kapitel die zwei wesentlichen Stressarzneien – *Staphisagria* und *Ignatia* – kennengelernt. Doch nicht immer befinden wir uns im Stresszustand, deshalb ist es unerlässlich, dass ich Sie mit *dem* wesentlichen homöopathischen Konstitutionsmittel vertraut mache. Warum? Die Entwicklung von Stressresonanzen geschieht zwangsläufig und ist willentlich nicht beeinflussbar. Es ist unmöglich, sich *bewusst* dazu zu entschließen, nicht gestresst oder nicht verzweifelt zu sein. Zweifellos würden Sie allein mit Staphisagria und Ignatia bei stressbedingten Beschwerden gute Erfolge erzielen. Doch diese Stressarzneien werden nicht immer helfen. Warum? Weil es eben auch entspannte, stressfreie Phasen gibt. Und hier kommt *Natrium muriaticum* zum Einsatz.

Genauer gesagt: Wenn Ihnen zum Beispiel bei psychischen Belastungen, Kopfschmerz, Magenschmerz, Schlafstörungen, grippalen Infekten, Allergien usw. bisher eine der Stressarzneien geholfen hat, hilft Ihnen bei *Stressfreiheit* nun mit sehr großer Wahrscheinlichkeit Natrium muriaticum. Sie werden schnell lernen, wie Sie zwischen den Stressarzneien *Staphisagria* und *Ignatia* und der Arznei *Natrium muriaticum* hin und her wechseln müssen. Natrium muriaticum ist die homöopathische Arznei, die von vielen Homöopathen als eine der wichtigsten angesehen wird. Ich gehe noch darüber hinaus und sage: Natrium muriaticum ist die Grundarznei, das zentrale Konstitutionsmittel eines jeden Menschen. Alle anderen Arzneimittel gruppieren sich wie Zwiebelschalen um diesen Kern.

Ein und dasselbe Grundmuster soll allen Menschen zugrunde liegen – trotz der Vielfalt psychischer und körperlicher Merkmale, trotz einer doch so offensichtlichen Andersartigkeit? Gewiss, Natrium-muriaticum-Symptome sind im Einzelfall unterschiedlich stark ausgeprägt. Es zeigt sich zum Beispiel ein Mehr oder Weniger an der für Natrium muriaticum typischen Introvertiertheit oder ein Mehr oder Weniger an der für Natrium muriaticum typischen trockenen Haut (siehe S. 200ff.). Darüber hinaus ist die ursprüngliche Resonanzebene von Natrium muriaticum bei den meisten Menschen überlagert durch die ihnen bekannten Stressresonanzen. (Zeigen Sie mir einen Menschen, der nicht gestresst ist! Stress ist derart verbreitet, dass er oft als normal angesehen wird.) Andererseits gibt es aber auch kaum jemanden, der wirklich pausenlos gestresst wäre. Jeder kennt auch stressfreie Phasen.

Bei erfolgreicher, oft jahrelanger homöopathischer Therapie kommt der Natrium-muriaticum-Kern nahezu regelmäßig zum Vorschein. Allerdings können sich aufgrund äußerer Stressumstände Staphisagria- oder Ignatia-Resonanzen derart etablieren, dass es nicht gelingt, sie im Laufe eines Lebens abzutragen. Unterdrückungen müssen nur intensiv und lange genug bestanden haben, um später als Stressresonanzen von Generation zu Generation weitergegeben zu werden. Ein cholerischer »Staphisagria-Vater« hat oft einen »Staphisagria-Sohn«: Stets ungeduldig, hektisch und genervt hat der Vater seinem Sohn Anspannung vermittelt, eine erhöhte Bereitschaft zu Stressreaktionen auf ihn übertragen. Hier wird man die stressfreien Natrium-muriaticum-Phasen nur selten antreffen.

Es gibt jedoch kein Naturgesetz, nach dem ein Mensch für immer und alle Zeiten auf einen Zustand der Anspannung (Staphisagria) oder der Verzweiflung (Ignatia) festgelegt ist. Durch die Gabe von Hochpotenzen werden die unterschiedlichen Stressebenen abgetragen, und die Rückkehr zum primären Grundmuster von Natrium muriaticum wird immer wahrscheinlicher. **Das Ziel der homöopathischen Stresstherapie ist, dass durch den Abbau von Stressresonanzen ein Mensch mehr und mehr zu seinem Natrium-muriaticum-Kern zurückfindet.**

Man sollte daraus jedoch nicht den Schluss ziehen, dass ein Mensch, der sich im Natrium-muriaticum-Zustand befindet, gegen jegliche psychische oder körperliche Krankheit gefeit ist. Auch in dieser Stimmungslage kann man krank werden. Erkrankungen innerhalb der Stressresonanzen sind jedoch bedrohlicher – sowohl was die aktuelle Symptomatik als auch die Lebenserwartung angeht. Im Natrium-muriaticum-Zustand hat ein Mensch sein bestes Gesundheitsniveau.

Es gibt natürlich viele andere, hier nicht erwähnte homöopathische Arzneien. Zweifellos sind diese Mittel im Verlauf einer Therapie gelegentlich notwendig. Wie beschrieben lässt sich aber später nahezu regelmäßig eine Natrium-muriaticum-Grundresonanz nachweisen. Diese Erkenntnisse kristallisierten sich in meiner Praxis nach jahrelanger Erfahrung bei der Behandlung vieler tausend Patienten gemeinsam mit vier Assistenzärzten heraus und werden von einigen als Revolution in der homöopathischen Welt empfunden. Betrachtet man aber die Dominanz von Kochsalz im menschlichen Organismus und in der Natur, ist die Bedeutung von Natrium muriaticum als zentrales Grundmuster nicht erstaunlich.

Ruhig und gelassen – Natrium muriaticum

(Natriumchlorid, Kochsalz in hoch verdünnter Lösung)

In der Natrium-muriaticum-Resonanz hat man ein großes Maß an Ausgeglichenheit und Gelassenheit. Empfindsam registriert man atmosphärische Stimmungsschwankungen und versucht intuitiv bei Auseinandersetzungen, Verletzungen oder Kränkungen anderer Menschen zu vermeiden. Deshalb wird ein Mensch im Natrium-muriaticum-Zustand als angenehmer und lieber Zeitgenosse geschätzt. Kummer behält er lieber für sich. Er spricht nicht darüber. Versuchen Sie nicht, ihn zu trösten! Durch Trost könnten Dämme einstürzen, er würde sich nur noch schlechter fühlen.

Körperliche Symptome, die nicht alle zwingend auftreten müssen, sind: Verlangen nach Salz, großer Durst, Empfindlichkeit gegen Licht, Geräusche, Hitze oder Kälte; des Weiteren: trockene Haut, Neigung zu Herpes labialis, tränende Augen im Wind. Alle diese körperlichen und zum Teil banalen Anzeichen helfen, das Natrium-muriaticum-Grundmuster zu erkennen. Aber auch bei psychosomatischen Symptomen infolge seelischer Belastungen, zum Beispiel Kopfschmerzen oder Schlafstörungen, ist Natrium muriaticum meist hilfreich. In der Homöopathie kennt man viele andere Symptome, um das Natrium-muriaticum-Grundmuster aufzudecken.

Ich wiederhole: Stressige und gelassene Lebensphasen wechseln sich ab. Wenn im gestressten Zustand bei Heuschnupfen, Allergien, Neurodermitis, Verdauungsbeschwerden, Schlafstörungen, Infekten etc. Staphisagria geholfen hat, hilft jetzt im stressfreien Zustand meist Natrium muriaticum. (Siehe auch S. 200 ff. »Natrium-muriaticum-Symptome«.)

Extrem verdünnt und dennoch wirksam

Homöopathische Arzneien werden in verschieden hohen Potenzen hergestellt (siehe auch S. 16). Diese Potenzen beschreiben den Verdünnungsgrad. Je größer die angegebene Zahl, desto höher die Verdünnung. Zwischen den einzelnen Verdünnungsschritten werden die Arzneien *verschüttelt.* Zu Beginn meiner Tätigkeit hielt ich eine »C 30« für eine hohe Potenz. Wie viele andere Homöopathen verabreichte ich die Arzneien einmal im Monat oder seltener. Einige Schlüsselerlebnisse änderten jedoch mein Therapiekonzept: Eine depressive Patientin beispielsweise zeigte ausgeprägte Ignatia-Symptome. Sie bekam einmalig Ignatia in der Potenz C 30. Dies bewirkte zwar eine deutliche Besserung, die aber nur drei Tage anhielt. Deshalb bat sie mich um eine erneute Arzneimittelgabe. Aus Angst, der Patientin damit zu schaden, lehnte ich ab. Denn die vorherrschende Lehrmeinung war, dass eine zu häufige Gabe von Hochpotenzen ein sogenanntes »Arzneimittelbild« auslösen könne. Damit ist gemeint, dass man die zu therapierenden Symptome durch eine Arznei verschlimmert oder erzeugt.

Die depressive Patientin hat die homöopathische Therapie beendet und sich in eine psychiatrische Klinik begeben. Heute weiß ich, dass ihr häufigere Gaben von Hochpotenzen hätten helfen können. Bei einer psychischen oder psychosomatischen Erkrankung kann die wiederholte Gabe von Hochpotenzen zwingend nötig sein. Je höher die Potenz, desto stärker ist die Wirksamkeit bei psychischen Störungen.

Ein anderer Patient konsultierte mich wegen chronischer Durchfälle. Er hatte typische Staphisagria-Stresssymptome: dünner Stuhl bei Wut und bei Aufregung, Kopfschmerz bei Ärger, Magenschmerzen bei Zorn. Staphisagria in der Potenz C 30 half ihm nicht. Weil ich mir bei der Mittelwahl sicher war, wagte ich es, die Potenz zu erhöhen. Die Gabe von Kügelchen mit der Potenz C 1000 bewirkte aber auch nichts, und ebenso wenig änderte sich etwas mit der Potenz C 10000. Dabei war ich vollkommen sicher: Das ist eine Staphisagria-Symptomatik!

Der Patient suchte mich erneut auf. Trotz des bisherigen Misserfolgs brachte er mir viel Vertrauen entgegen. Zum ersten Mal verordnete ich nun Staphisagria in der Potenz C 50000. Danach war der Patient sofort beschwerdefrei und setzte später bei dem geringsten Anflug von Kopfschmerzen oder Magenschmerzen Staphisagria erfolgreich ein. Die gute Wirksamkeit von Hochpotenzen bei psychischen und psychosomatischen Beschwerden lässt sich immer wieder bestätigen. Ohne den Einsatz von Hochpotenzen lässt sich Stress homöopathisch nicht abbauen. Die Skepsis einiger orthodoxer Homöopathen gegenüber Hochpotenzen teile ich überhaupt nicht.

Ein weiteres Schlüsselerlebnis: Bei einer Migräne-Patientin stand nach sorgfältigem Repertorisieren (Wahl der Arznei mit Hilfe eines Symptomenverzeichnisses) fest: Sie benötigte Natrium muriaticum. Das Mittel half. Nach einem Jahr zeigte das Mittel jedoch keinerlei Wirkung mehr, auch nicht durch Erhöhung der Potenzen. Körperliche Symptome wiesen eindeutig und unverändert auf Natrium muriaticum hin: Ekzem auf den Augenlidern, tränende Augen im Wind, Lippenherpes, Mundwinkelrhagaden sowie Aphten am Zahnfleisch. Gab es etwas, das die Therapie störte? – Durch Benutzung eines Deos oder mentholhaltiger Zahnpasta, auch durch Trinken von zu viel Kaffee kann die Wirksamkeit der Arzneien bisweilen beeinträchtigt werden. – Nein, derartige Beeinträchtigungen bestanden nicht. Warum half das Mittel also nicht mehr? Die Lösung des Problems: Wie bereits in diesem Buch erwähnt wechseln viele Menschen die Resonanzlage und benötigen dementsprechend ein neues Arzneimittel. Das ursprüngliche, archetypische Grundmuster kann sich durch äußere Einflüsse ändern. Dies macht den Einsatz neuer Mittel erforderlich, deren erfolgreiche Anwendungen den vollzogenen Resonanzwechsel beweist. Am häufigsten geschieht der Wechsel in die Staphisagria-Resonanz, der Stressresonanz schlechthin. Das heißt: Jemand benötigt unter Umständen die Stressarznei Staphisagria, selbst wenn noch körperliche Natrium-muriaticum-Symptome bestehen.

Ganz generell sei hier nochmals verdeutlicht: Sie fühlen sich möglicherweise emotional gestresst, oder Sie leiden unter einem unerträglichen Juckreiz der Haut, oder

Sie haben Husten, Schnupfen etc. – diese Beispiele ließen sich beliebig fortführen. Sie lutschen ein Kügelchen nach dem anderen. Welche Arznei? *Staphisagria,* wenn Sie gestresst sind, *Ignatia,* wenn Sie verzweifelt sind. Die Differenzierung dieser Zustände ist nicht immer einfach. Wählen Sie ein falsches Mittel, passiert nichts Schlimmes, außer dass die Arznei nicht hilft. Menschen, die wegen schwerer Krankheiten in schulmedizinischer Behandlung sind oder waren, sollten bei der homöopathischen Therapie jedoch unbedingt die Begleitung eines erfahrenen Homöopathen in Anspruch nehmen.

Stress macht krank

Wird ein Mensch daran gehindert, so zu sein, wie es seiner eigentlichen Natur entspricht, ändert er seine Resonanzlage. Diese eigentlich banale Erkenntnis hat eine große therapeutische Bedeutung.

Ich unterstelle jetzt: Sie haben ein mitfühlendes, liebevolles Herz. Sensibel spüren Sie die Stimmungen Ihrer Mitmenschen. Bei Infekten, Kopfschmerzen, Heuschnupfen hat Ihnen die homöopathische Arznei Natrium muriaticum wunderbar geholfen. Nun aber geraten Sie in irgendeiner Weise unter Druck, weil ein unerträglicher Sägeschnarcher jede Nacht Ihren Schlaf stört. Sie versuchen, die Störungen zu ertragen, ziehen sich Decke und Kissen über den Kopf. Nach kurzem Schlaf werden Sie aber wieder geweckt. Irgendwann sind Sie genervt: »Diese Schnarcherei stört. Ich bin müde und will schlafen!« Über eine gewisse Zeit können Sie eine entstehende Aggressivität kontrollieren. Irgendwann dann gelingt das nicht mehr, und Sie werden wütend.

Ihre Natur, Ihr Unbewusstes reagiert empfindlich auf jede Unterdrückung. Ihre Resonanzlage ändert sich. Sie entwickeln Symptome, die Ihrer ursprünglichen Konstitution, Ihrem archetypischen Grundmuster nicht mehr entsprechen. Neue körperliche Symptome wie zum Beispiel dünnerer Stuhl, Zittern und Schweißausbrüche, die bei Stress nicht alle zwingend erscheinen müssen, würden jedoch – wenn sie auftreten – auf Ihre veränderte Resonanzlage hinweisen. Auch ein bisher nicht gekannter Schwindel könnte auftreten – ein möglicher psychosomatischer Ausdruck Ihres Ärgers und von unterdrückter Wut.

Das richtige therapeutische Mittel für Sie wäre nun die Stressarznei Staphisagria. Diese Arznei würde Ihnen beispielsweise bei Schwindel, Husten, Grippe, bei Neurodermitis, Asthma etc. helfen, aber nicht mehr das bisher wirksame Natrium muriaticum (siehe auch S. 52). Der erfolgreiche Einsatz der neuen Arznei Staphisagria würde beweisen, dass ein Resonanzwechsel stattgefunden hat.

Resonanzwechsel vollziehen sich in unterschiedlich starken Ausprägungen. Ein innerlich angespannter Mensch, durch äußere Umstände in die Enge getrieben, kann zu einem Menschen werden, der in Gedanken oder aber tatsächlich zuschlägt. In einer tiefen Stresspathologie kann sogar das Verlangen entstehen zu töten. Meist ist die Aggressivität glücklicherweise nicht so verheerend, aber dennoch für den Alltag belastend.

Schauen Sie sich zum Beispiel den Familienvater Herrn Rikowski an, der müde und abgespannt nach Hause kommt – Stress am Arbeitsplatz, unbezahlte Überstunden, drohende Arbeitslosigkeit! Seine Frau empfängt ihn: »Du hast gestern schon wieder deinen Apfelgriebs auf dem Fernsehapparat liegen lassen. Ich bin nicht deine Putzfrau!« – »Verdammt! Den ganzen Tag ärgere ich mich in der Firma herum, und du kommst mir mit dem blöden Apfel!«, brüllt Herr Rikowski los. Sie bemüht sich, ihren gereizten Mann durch Rücksichtnahme zu schonen: Sie hält ihm Söhnchen Jonas vom Hals (»Lass den Papa in Ruhe«), verschweigt ihrem Mann dessen schlechte Noten und gibt sich alle Mühe, bloß kein falsches Wort zu sagen. Und so geht's weiter: Ihr Mann kleckert mit der Apfelsine – sie wischt die Tropfen weg. Er vergisst seine Flasche Bier im Gefrierschrank – sie beseitigt die Scherben der geplatzten Flasche. Er kümmert sich am Wochenende nicht um sein Kind, versinkt stumm hinter seiner Zeitung. Gesprächsbemühungen erstickt er mit Schweigen. Allmählich steigt ihre Anspannung. Alkoholisiert kommt Herr Rikowski abends aus der Kneipe und will Sex. Auch dies lässt seine Frau über sich ergehen, obwohl sie seine Alkoholfahne hasst. Um des lieben Friedens willen schluckt sie alles.

Als eines Tages wieder ein Apfelgriebs auf dem Fernsehapparat liegt, explodiert sie: »Ich ziehe aus! Macht euren Scheiß allein!« – »Aber mein Schatz, was ist denn mit dir los?« Nun versucht umgekehrt Herr Rikowski, seine Frau zu besänftigen, was ihren Zorn nur steigert. Er schlägt vor: »Ruh dich mal aus! *Ich* kümmere mich heute um Jonas!« Eigentlich ist er aber viel zu müde. Trotzdem beschäftigt er sich mit seinem Kind, geht mit Jonas ins Schwimmbad, macht mit ihm eine Fahrradtour. All das, um seine Frau wieder ins Gleichgewicht zu bringen. Zur Wiederherstellung des Familienfriedens ist er bereit, alles Erdenkliche zu tun, weil er sich sagt: »Nach dem Stress in der Arbeit bitte jetzt keinen Stress in der Familie!« Inzwischen befindet sich die ganze Familie im Stresszustand. Die Anspannung steigert sich im beschriebenen Pingpong-Effekt bis zur emotionalen Entladung – ein permanenter Wechsel von Anspannung und Entladung. Solch ein schreckliches Familienklima hat im Grunde niemand gewollt.

Einerseits versucht auch der 9-jährige Sohn Jonas, seine Eltern durch Wohlverhalten zu besänftigen, andererseits ist er aber von der allseits herrschenden Gereiztheit infiziert und wird zu einem schwierigen Kind. Jonas sucht geradezu jede Gelegenheit, um seine Mutter zur Verzweiflung zu bringen. Er lärmt, motzt, ärgert, wütet, heult, bockt. Eines Tages bittet er seine Mutter, ihm Milch aus der Küche zu holen. »Mama, ich möchte Milch haben!« Sie macht sich auf den Weg, da hält Jonas ihr unsinnigerweise die Tür zu. »Was soll der Quatsch?« Die Mutter lässt den Jungen stehen, und der schreit wütend. Seine Mutter: »Wenn du mich nicht in die Küche lässt, kann ich dir keine Milch holen!« Sie verliert die Nerven, reißt ihr Kind von der Tür weg, Jonas schreit. Frau Rikowski lässt ihn wieder los.

In welcher Resonanz befindet sie sich? – Frau Rikowski ist in einer ausweglosen Situation: Wenn sie den schreienden Jungen vor der Küche stehen lässt, macht sie einen Fehler, zieht sie ihn gewaltsam weg, macht sie ebenfalls einen Fehler. In derart absurde Situationen treibt Jonas seine Mutter immer häufiger. Unausgesprochen sagt der kleine Jonas damit: »Immer wieder bin ich Opfer und Zeuge von Papas Gereiztheit. Eure Streitereien treiben mich zur Verzweiflung. Ich muss immer tun, was ihr wollt. Hast du nie Zweifel daran, dass das, was du als das Beste für mich ansiehst, wirklich das Beste für mich ist? Was die Leute denken, ist der Geist deines oft erhobenen Zeigefingers. Opportunistische Angepasstheit hat bei dir höchste Priorität. Viel zu früh hast du mich einer Tagesmutter übergeben, die ich ertragen musste. Immer wieder habe ich das Gefühl, nicht zu leben, sondern von dir gelebt zu werden. Wie oft war ich schon verzweifelt. Mama, es geht mir gar nicht um die Milch. Ich verlange Milch und verhindere gleichzeitig, dass ich sie bekomme, um in die Welt zu schreien: ›Ich bin verzweifelt!‹«

Jonas treibt seine Mutter »in den Wahnsinn«, weil er sich selbst in einem ausweglosen Zustand befindet. Manch einer würde die prinzipielle Ausweglosigkeit in einer derartigen Situation mit einem »Er bekommt ein paar hinter die Löffel, und das Problem ist beseitigt« bezweifeln. Der erfolgreiche Einsatz der Stressarznei Ignatia bei Jonas' Mandelentzündung legt seinen Seelenzustand offen. Wundert es, dass Jonas eine auffallende Infektneigung entfaltet, sein Vater unter chronischen Schlafstörungen leidet und seine Mutter unter einem immer wiederkehrenden Halswirbelsäulensyndrom? Die Beschwerden bei allen dreien haben eine große Chance, durch die Stressarzneien kuriert zu werden. Eine häufige Einnahme hilft Jonas und seinen Eltern außerdem, dass die Familie seelisch wieder mehr ins Gleichgewicht kommt.

Die Übertragung von Stress auf die Mitmenschen erfolgt unvermeidlich. Je mehr Stresserlebnisse ein Mensch hat mitmachen müssen, desto anfälliger ist er für Stressübertragungen. Ein Genervter nervt mich, ein Verzweifelter treibt mich in die Verzweiflung.

Eine Übertragung lässt sich auch zwischen einer Mutter und ihrem Säugling beobachten. Ihr Baby liegt auf dem Bauch. Nach fünf Minuten schreit es erbärmlich. Die Mutter legt es auf den Rücken, das Kind ist für fünf Minuten ruhig, dann schreit es wieder. Die Mutter legt es wieder auf den Bauch. Fünf Minuten Ruhe ... Zu Beginn der Schwangerschaft hatte die Mutter große Zweifel gehabt, ob sie das Kind überhaupt bekommen solle. Ihre »Verzweiflung« übertrug sich auf das Baby. Hinzu kam, dass sie wegen vorzeitiger Wehen wochenlang im Bett hatte liegen müssen, was für sie großen Stress bedeutete. Wundert es, wenn ihr Baby sowohl Staphisagria- als auch Ignatia-Stressanteile in sich trägt? In der geschilderten Situation hat Ignatia der verzweifelten Mutter und dem schreienden Kind geholfen. Schon nach einer halben Stunde kam das Baby zur Ruhe.

Fast jeder kennt ein Ausrasten, dem ein Erschrecken über sich selbst folgt, quasi eine kurz dauernde »Verzweiflung« über die eigene Aggressivität. Das alles läuft nahezu gesetzmäßig ab. Ein Mensch, der nicht er selber sein darf, leidet nicht nur unter innerer Anspannung (Staphisagria), sondern auch unter Verzweiflungszuständen. »Warum bin ich nur so?«

Wenn einem gestressten Menschen bei Magenschmerzen, Kopfschmerzen usw. eindeutig Staphisagria geholfen hat, nun aber nicht mehr wirkt, erwarte ich in den allermeisten Praxisfällen, dass er anschließend Ignatia benötigt. Es scheint, als ob die Natur »verzweifelt« sei über den Seelenzustand des »Nicht-selbst-Seins«. Deshalb ist Ignatia die wahrscheinlichste Folgearznei von Staphisagria. Der erfolgreiche Einsatz der Arzneien belegt die Richtigkeit dieser Überlegungen. Der beschriebene Stress bedeutet Leid für den Betroffenen. In Extremen rastet er bei Kleinigkeiten aus, wirft vor Wut Gegenstände durch die Gegend, beleidigt seine Mitmenschen (Staphisagria) – hinterher tut es ihm leid (Ignatia). Stress ist – unter der Lupe betrachtet – ein Gemenge von Anspannung und Verzweiflung.

Ein Stressgeplagter, hin und her geworfen zwischen den beschriebenen Resonanzebenen, lebt ein Leben, in dem er sich selbst nicht wiederfindet. Er spürt und weiß: Eigentlich bin ich ganz anders! – Ein Kummer, der in Extremsituationen sogar in Selbstmordfantasien seinen Ausdruck finden kann. Ein Mensch, in dessen Biographie viel Anspannung zu finden ist, der in seiner Kindheit oft verzweifelt war, wird diese Anspannung und Verzweiflung in seinem späteren Leben immer wieder entwickeln und unbewusst versuchen, seine Umwelt in seine Stimmungslage hineinzuziehen. Er *sucht* förmlich nach einer Möglichkeit, um seine Verzweiflung auszuleben. Aus irgendeinem Anlass, der das Grundmuster von Ausweglosigkeit erkennen lässt, »springt« die Resonanzebene von Ignatia an, schlimmer noch, er *produziert* diese geradezu. »Ach, ich gerate ja doch immer wieder an den Falschen/die Falsche ...« Sicherlich gibt es keinen Menschen, der sich völlig stressfrei entwickeln kann. Es liegt jedoch auf der Hand, dass ein Mensch, der in seiner

Jugend großem Stress ausgesetzt war, später eine verstärkte Neigung zu Stressresonanzen haben wird.

Auch Unentschlossenheit in banalen Entscheidungssituationen kann Ausdruck einer Ignatia-Stressschädigung sein. Wenn zum Beispiel Frau Kuppik vor ihrem gut gefüllten Kleiderschrank steht, völlig ratlos, was sie anziehen soll, wird in diesem Augenblick ihre Unentschlossenheit zu einem Problem. Ihr Mann rollt die Augen: »Nun mach voran! Wir haben keine Zeit mehr. Zieh dir irgendeinen Fummel an! Du machst mich wahnsinnig!« Der Stresszustand der Frau beginnt, sich auf den Mann zu übertragen. Und: Die Unentschlossenheit der Frau vor dem Kleiderschrank ist Ausdruck einer generellen Entscheidungsschwäche, die sich bei ihr in nahezu allen Lebensbereichen findet.

Bei Männern sind Ignatia-Zustände oft schwer zu erkennen, weil sie dazu neigen, Verzweiflung zu kaschieren, zu verleugnen oder das seelische Ungleichgewicht überdeutlich nur beim Partner zu sehen. Das Bewusstsein eigener Schwäche würde als Kränkung erlebt werden und dem männlichen Selbstbild widersprechen.

Auch Herr Kuppik ist einer von denen, die ihre eigene Situation völlig falsch einschätzen. Seiner Frau hatte ich einige Tage zuvor Ignatia verordnet. Sie strahlt mich an: »Die Arznei hat mir wunderbar geholfen. Zum ersten Mal seit einem Jahr habe ich wieder durchgeschlafen. Meine Magenschmerzen sind so gut wie weg. Wenn sich Magendruck andeutet, nehme ich ein paar Kügelchen. Es wirkt sofort. Mir geht es richtig gut!« Herr Kuppik: »Jetzt verstehe ich die Welt nicht mehr! Wir haben Schulden. Der Besuch des

Gerichtsvollziehers steht bevor, und (vorwurfsvoll) dir geht es gut!« – »Mensch, lass mich doch, mir geht es wirklich gut!« – »Dass mein Arbeitsplatz nicht sicher ist, hast du wahrscheinlich auch vergessen, dass wir die Miete in diesem Monat nicht bezahlen können, ebenfalls, aber dir geht es gut!«

Was spielt sich hier ab? Frau Kuppik hat die Therapie geholfen. Ihr Mann ist offensichtlich auch verzweifelt und bemüht sich unbewusst, seine Frau in diese Stimmung zurückzubringen. Paradoxerweise steigert es seine Verzweiflung, dass sie nun nicht mehr verzweifelt ist. Die »Verzweiflung« war zur Basis der Ehe geworden. Nun fühlt Herr Kuppik sich verlassen.

Herr Kuppik überträgt die Ignatia-Stressresonanz auf seine Frau. Oft stehen die Männer am Anfang der Stresskaskade. Letztlich ist es unwichtig, wer zuerst Stress gemacht hat. Es läuft immer so ab: Ich treibe dich in die Verzweiflung, weil ich verzweifelt bin.

So macht es auch eine Frau, deren Mann gerade aus der Kur gekommen ist. Seit der Rückkehr ihres Mannes leidet die Frau unter zunehmenden Rückenschmerzen. Sie begegnet ihrem Mann nur noch gereizt. Sogar in Anwesenheit von Gästen giftet sie ihn an. Herablassend und verächtlich zieht sie über ihn her: »Wenn ich sehe, wie blöd der da rumsitzt, dann reicht es mir schon!« Ein Gast: »Lass doch deinen Mann in Ruhe! Was hat er dir getan? Warum versuchst du, ihn zu provozieren?« »Glaube nur nicht, dass ich den Kerl noch einmal heiraten würde!« Eine peinliche Situation. Der Mann grinst verlegen. Die Frau triezt ihn weiter: »Von mir aus kannst du gehen! Das würde mir nichts ausmachen!«

Was ist hier los? Oberflächlich betrachtet lässt die Frau ihre miese Laune an ihrem Mann aus. Wenn man sie fragen würde, warum sie sich so verhält, wüsste sie es selbst nicht. Aber sie ahnt (was sich später als richtig erweist): Ihr Mann ist in der Kur fremdgegangen. Mit dem Bauch fühlt sie es. Sie wird nicht eher ruhen, bis sie ihren Mann in ihre eigene Verzweiflung hineingezogen hat. Einen Zusammenhang zwischen psychischen Belastungen und ihren Rückenschmerzen kann sie nicht sehen.

Manche Menschen versuchen, ihre Gefühle so oft wie möglich zu unterdrücken. Durch Rationalisierung verleugnen sie ausweglose Situationen und terrorisieren sich selbst mit einem Koordinatensystem der Normalität: »Eigentlich müsste ich zufrieden sein. Ich habe gesunde Kinder, mein Mann hat einen sicheren Arbeitsplatz. Ich habe genug Geld für meine Hobbys und Urlaub. – Warum fühle ich mich nicht einfach gut?« Intuitiv sehnen sie sich nach etwas, was in ihrem täglichen Leben keine Realisierung findet. Ein Funktionieren innerhalb der Normalität versperrt jedoch den Zugang zum Individuellen, zur Kreativität, karitativen Tätigkeiten und zur Spiritualität.

Fälschlicherweise halten sie das Gestresstsein für ihre wahre Natur und wechseln durch äußere Umstände nun zwischen den beschriebenen Resonanzen hin und her. Je schneller und häufiger sich der Wechsel vollzieht, desto größer das krankmachende Stresspotenzial.

Wie schon mehrfach erwähnt: Wenn sich innerhalb eines Tages mehrfach die Resonanzebenen ändern, müssen die Arzneimittel entsprechend angepasst werden.

In der Folge lässt sich mit Staphisagria (Anspannung), Ignatia (Ich halte es nicht mehr aus, ich weiß nicht weiter), Causticum (So nicht, ich will nicht mehr) ein Grundmuster erkennen. Auf diese Weise wird ganz oft gelitten. Es ist eine Gesetzmäßigkeit des Leidens. Staphisagria- und Ignatia-Zustände sind infektiös, sie breiten sich auf andere Menschen aus. Die Wahrscheinlichkeit, in derartige Zustände zu geraten, wird bestimmt durch die individuelle Disposition, die eigene Stressbiographie.

Die beschriebenen Stressresonanzlagen sind aber nicht allein durch äußere Umstände begründet. »Ich muss unter großem Druck arbeiten, damit ich meine Existenz nicht gefährde. *Davon* bekomme ich Magenschmerzen! *Dadurch* bin ich in einer ausweglosen Situation! Die äußeren Umstände erzeugen den Stress!« Die äußeren Umstände lassen sich real oftmals nicht ändern. Doch die Bereitschaft, mit einem Wechsel der Resonanzebene zu reagieren, das ist eine Schädigung, die bei fast allen Menschen bereits in der Kindheit gebahnt worden ist. Denn eine hohe Arbeitsbelastung löst nicht zwangsläufig Stress aus.

Wohin mit der Wut?

Sie werden nun vielleicht einwenden: »Meine Bereitschaft, Stresszustände zu entwickeln, ist vererbt. Mutter und Vater standen immer unter Strom. Meine Wutausbrüche habe ich von meinem Vater geerbt. Er war genauso wie ich.« – Und ich sage dazu: »Wenn Ihr Vater wütend geworden ist, waren Sie *dadurch* angespannt, denn Sie durften kein falsches Wort sagen! Sie mussten genau überlegen, was Sie tun, um den Vater nicht weiter zu provozieren, Sie mussten sich kontrollieren. Auf diese Weise ist Ihre Stressbereitschaft konditioniert worden. Die Ihnen eigentlich wesensfremde Anspannung wurde durch die verbale Aggressivität des Vaters ausgelöst und gefördert. *So* hat sich die Angespanntheit Ihres Vaters ›vererbt‹.

Das bedeutet natürlich nicht, dass Stressbereitschaft stets ihre Ursache in der Kindheit hat. Ein gestresster Angestellter in einem Betrieb beispielsweise kann auch der Symptomträger einer betrieblichen Stresssituation sein. Stress hat die Tendenz, sich auszubreiten.«

Ist in bestimmten Situationen Wut nicht normal? Ja, ein seelisch ausgeglichener Mensch kann »normal« wütend werden. Das ist richtig. Bei einem gestressten Menschen hat Wut jedoch immer die Funktion eines Überlaufventils. In diesem Fall hat dann die Wut den Menschen und nicht der Mensch die Wut! Da reichen schon viele banale Kleinigkeiten, um aus dem Lot zu geraten: Langes Warten an der Supermarktkasse, ein trödeliger Autofahrer auf der Autobahn, unfreundliches Benehmen eines Verkäufers, ein nicht erwiderter Gruß der Nachbarin, Fehlentscheidung des Schiedsrichters am Fußballplatz usw. lösen Wutausbrüche aus. Warum? – Wer in seiner Biographie bereits zu viel hat schlucken müssen, dem ist inzwischen *jedes* Schluckenmüssen zu viel, und er wird schnell aggressiv. Diese Stressreaktion disponiert zu vielen Krankheiten wie hoher Blutdruck, Magenschmerzen u.a. Das Erkennen dieser Stressebenen, die Einnahme der homöopathischen Stressarzneien und im optimalen Fall eine veränderte Weichenstellung im eigenen Leben würden der Gesundheit ganz sicher zugutekommen!

Es gibt aber auch gegenteilige Fälle, in denen ein Mensch selbst in größten Stresssituationen anders, gelassener reagiert. Zugegebenermaßen ist das sehr selten. Ich fragte einmal eine alte Frau, was das Schlimmste sei, das sie in ihrem Leben erlebt habe. Sie antwortete: »Ich habe nichts Schlimmes erlebt.« »Keine Todesfälle?« »Ja doch, sicher, vor zwei Jahren ist mein Mann gestorben.« »Waren Sie nicht traurig?« »Ja, natürlich war ich traurig.« »Hat Sie das mitgenommen, hatten Sie Beschwerden?« »Nein, überhaupt nicht. Ja, und vor fünf Jahren ist mein einziges Kind gestorben.« »Das ist doch schrecklich!« »Nein. Da gibt es nichts Schreckliches. Da, wo die beiden jetzt sind, geht es ihnen besser.«

Welch beneidenswerte Gesundheit! Eine tiefreligiöse, in sich ruhende Frau; sie ist mit sich und der Welt im Reinen, frei von Anspannung und Verzweiflung. In einer liebevollen, tiefreligiösen Familienatmosphäre aufgewachsen hat sie die Zustände von Staphisagria und Ignatia nicht kennengelernt. Sicherlich ist eine derartige Gelassenheit für viele Menschen nicht erreichbar. Allein ein Vermindern der Stressresonanzen hebt aber das Gesundheitsniveau so deutlich, dass sich dafür jede Anstrengung lohnt.

Ganz klar: Wir alle leben unter Bedingungen, die Stress auslösen. Doch die Natur straft unnachsichtig das »Nicht-selbst-Sein« mit einer Zunahme an Krankheit und Gewaltbereitschaft. Das ist nicht nur Theorie! Es ist eine tägliche Erfahrung, dass Asthma, Kopfschmerz, Grippe, Schnupfen, Neurodermitis durch Staphisagria gebessert oder geheilt werden, wenn Sie sich in einem Stresszustand befinden. Hier wird also *nicht* interpretiert! Beispiel: Sie sind angespannt, Sie haben Kopfschmerzen – ich verordne Ihnen Staphisagria in häufigen Gaben und erwarte innerhalb von drei, maximal vier Stunden eine Besserung der Beschwerden, ansonsten wäre die Arznei falsch! Je schlechter es Ihnen geht, desto deutlicher muss die Besserung zu sehen sein. Wenn Sie im Stresszustand sind und Staphisagria bei Kopfschmerzen geholfen hat, dann muss diese Arznei auch bei anderen gleichzeitig bestehenden Beschwerden, wie Rückenschmerzen oder Schlafstörungen, eindeutig helfen. Entsprechendes gilt für die anderen beschriebenen Arzneien.

Resonanzebenen im Wechsel

Es gibt sehr viele homöopathische Arzneien. Ich möchte keine einzige davon missen. Da aber in unserer stressgeplagten Gesellschaft der Druck »Du sollst so sein, wie ich mir dich vorstelle!« eine große Rolle spielt, benötigen sehr viele Menschen zumindest zeitweise die beschriebenen Mittel. Auch schweres körperliches oder seelisches Leid begünstigt Staphisagria- oder Ignatia-Zustände. Der Wechsel der Resonanzebenen lässt viele Menschen leiden und macht den Weg zur Heilung mühsam und lang. Damit kein Missverständnis aufkommt: Wie bereits erwähnt kann auch ein Mensch im Natrium-muriaticum-Zustand erkranken (siehe S. 52, 200 ff.). Dann hilft ihm diese Arznei. Ein stressbedingter Wechsel der Resonanzebenen hin zu Staphisagria und Ignatia bedeutet jedoch immer eine deutliche Verschlechterung des Gesundheitsniveaus.

In der homöopathischen Literatur werden sogenannte »kleine« Mittel empfohlen, welche einzelne Symptome, jedoch nicht den ganzen Menschen behandeln. Der Einsatz derartiger Mittel erübrigt sich oft, da Kopfschmerzen, Husten, Grippe, Nebenhöhlenentzündungen, Rückenschmerzen, Magenschmerzen, ein Scheidenpilz etc. in den allermeisten Fällen bei Stress durch die beschriebenen Stressarzneien geheilt werden. Viele Krankheiten lassen sich demnach allein durch die richtige Anwendung der hier dargestellten Mittel heilen. Die Häufigkeit des »Ich-bin-genervt«-Staphisagria-Zustandes ist überdeutlich. Viele Menschen benötigen diese Arznei.

Manch einer zeigt sich jedoch irritiert, dass bei unterschiedlichen Krankheiten die gleiche Arznei zum Einsatz kommt. Wo bleibt hier die Berücksichtigung der Individualität, die die Homöopathie verspricht? Antwort: Stress ist inzwischen ein so verbreitetes Lebensgefühl, dass sich Individualität oft nur im Grad der Anspannungsbereitschaft zeigt. Mit anderen Worten: Der eine Mensch ist schneller genervt als der andere. Auch dem nur ein wenig Genervten würde Staphisagria bei seinen Kopfschmerzen helfen. Dass der fiese Nachbar, der aggressiv über die Lärmbelästigung der Nachbarskinder schimpft, die gleiche Arznei benötigt wie die liebe, schüchterne, durch ihren Workaholic-Mann sexuell frustrierte Frau, ist vielleicht schwer nachvollziehbar. Entscheidend für die Arzneimittelwahl ist aber der durch eine Unterdrückung ausgelöste Stresszustand. In meiner Praxis mache ich keine Psychoanalyse, sondern interessiere mich für die bestehenden *Resonanzebenen.* Ich erkenne einen Stresszustand von Staphisagria, einen Verzweiflungszustand von Ignatia und verordne die entsprechende Arznei. Es ist offensichtlich, dass viele Menschen diese Ebenen im Sinne eines Wiederholungszwanges reproduzieren – quasi als Wunden, die geheilt werden sollen. Die Wiederholung dieser pathologischen Resonanzen richtet sich nach der Tiefe der Verletzungen und artikuliert sich von harmlosen Symptomen bis hin zu schwerer Psychopathologie, wobei widrige äußere Umstände die Problematik verstärken.

Auf die hier beschriebenen Gedanken erlebe ich oft zwei konträre Reaktionen: Die einen äußern ihr Misstrauen gegenüber der gewaltigen Bedeutung der Stressarzneien in der Homöopathie. »Kann man wirklich mit so wenigen Arzneien so viel bewirken?« Für die anderen ist es sonnenklar. Die Ausführungen über Stress lösen eine Art Déjà-vu-Erlebnis aus: »Das, was Sie beschreiben, war mir sowieso klar.«

In jedem Fall muss die gute Hilfe der Arzneien am eigenen Leibe erlebt werden. Man muss nichts glauben. Wenn Sie die Wirksamkeit der Stresstherapie überzeugt, werden Sie verstehen, warum manche inzwischen von einer Revolution in der Homöopathie sprechen.

Stressbedingte Gesundheitsstörungen

In diesem Buch sind bisher fünf Stimmungslagen dargestellt worden, die den Alltag vieler Menschen bestimmen. Eine herausragende Rolle spielen dabei die zwei Stressresonanzen *Staphisagria* und *Ignatia*. Die folgenden Beispiele verdeutlichen die Anwendung dieser Stressarzneien. Am Ende der einzelnen Abschnitte werden *Anwendungsempfehlungen* gegeben. Ziel ist es zu zeigen, wie erfolgreich die homöopathische Stresstherapie bei den unterschiedlichsten Beschwerden sein kann. Dabei sollte einem bewusst sein, dass jedweder Stress in einem Burn-out-Zustand enden kann, sofern die Belastungen sehr intensiv und lange bestanden haben. Stresstherapie bedeutet Burn-out-Therapie.

Die dargestellten Fälle variieren im Schweregrad der jeweiligen Krankheitsbilder oder Verhaltensauffälligkeiten und zeigen, wie bedeutsam und tiefgreifend die Problematik der Stressresonanzen insbesondere von Staphisagria und Ignatia ist. Die Reihenfolge der Themen ist willkürlich gewählt, wobei deren Auswahl ein Spiegelbild aus dem homöopathischen Praxisalltag darstellt.

Ängste durch Stress

Herr Knorr, Familienvater, 36: »Ich habe Angst, in der Firma den Anforderungen nicht mehr zu genügen. Es herrscht eine hohe Arbeitsbelastung und ein ständiger Zeitdruck. Hinzu kommt, dass der Chef oft sehr persönliche, anzügliche Bemerkungen macht.«

Frau Weber, 1 Kind, Hausfrau: »Ich habe Angst, dass meinem Kind etwas zustößt, und habe permanente Angst vor Krankheiten.«

Julia, 17: »Ich habe Angst, von anderen nicht anerkannt zu werden, und davor, dass sie schlecht von mir denken, obwohl ich dafür überhaupt keinen Anhaltspunkt habe.«

Markus, 22, hat Tag und Nacht für eine Prüfung gelernt. Zu seiner Konzentrationsschwäche und chronischen Müdigkeit kommt eine diffuse »Ich-weiß-gar-nicht-wovor«-Angst.

Was steckt hinter all diesen Ängsten? Zeitdruck bei der Arbeit, Mobbing, ständig quengelnde kranke Kinder, Arbeitsüberlastung machen zweifellos Stress. Stress bedeutet einen Verlust an innerer Gelassenheit. Der innere Mittelpunkt – und damit die innere Sicherheit – gehen verloren. Gleichzeitig nimmt mehr oder weniger bewusst die Angstbereitschaft zu. Stress verursacht und verschlimmert Angstzustände. Sogar psychische und körperliche Nähe können bei einem gestressten Menschen angstvolle Anspannung hervorrufen, die der Nichtgestresste so nicht kennt.

Paradoxerweise nimmt in gleichem Maße die Sehnsucht

nach Nähe zu. In dem Spannungsfeld von Sehnsucht nach Nähe und Angst vor Nähe erfasst der angespannte Mensch intuitiv, dass er nicht er selbst ist. Das macht Angst! Wie soll sich ein Mensch, der das »Selbstsein« möglicherweise nie kennengelernt hat, von anderen abgrenzen? Unerwünschte Distanzlosigkeit wird von ihm zähneknirschend bis zur Leidensgrenze hingenommen; seine latente Aggressivität nimmt zu sowie eine unbewusste Angst vor der eigenen Aggressivität und deren Folgen. Letztlich ist die »Staphisagria-Stressangst« (siehe S. 22 ff.) eine Angst des »Nicht-selbst-Seins« in der Anspannung.

Der erhöhte Arbeitsdruck bei Herrn Knorr ist eine Indikation für Staphisagria!

Die Angst im *Ignatia*-Stress sieht anders aus. Hier liegt immer ein Hauch von Verzweiflung in der Luft. »Ich habe Angst, unheilbar krank zu sein. Ich muss bestimmt bald sterben!«, sagte Frau Weber mit panischem Gesichtsausdruck. »Erzählen Sie mir nichts. Ich weiß, dass ich todkrank bin!« Frau Weber war mit einem ständig fremdgehenden Mann verheiratet, der obendrein jeden Abend fünf Flaschen Bier zur Erlangung der nötigen Bettschwere benötigte. Zufällig waren ihr seine Kontoauszüge in die Hände gefallen. Die abgebuchten Beträge eines stadtbekannten Bordells brachten die Frau aus der Fassung. »Ich möchte das ›Schwein‹ loswerden. Eine Scheidung kann ich aber unserem Söhnchen nicht zumuten.« Ständig quälte sie sich selbst mit diesen Gedanken.

Eines Tages kam eine Nachbarin zu Besuch und erzählte

von ihrer Freundin, bei der zufällig Brustkrebs entdeckt worden war. Frau Weber tastete ihre Brust ab. »Oh nein! Da ist doch ein Knoten! Auch ich habe Krebs! Ich muss sterben, aber ich darf nicht sterben. Ich kann doch mein Kind nicht mit einem ständig besoffenen Mann alleine zurücklassen!« Frau Weber geriet in Panik. Der Kummer über ihre ausweglose Ehesituation hatte ein Ventil gefunden. In der Angst vor einer todbringenden Krankheit verdichtete sich ihre Grundverzweiflung über ihre Lebenssituation. Und das geht bis zur Panik. Panik ist auf die Spitze getriebene Verzweiflung.

Ein verzweifelter Mensch geht durch die Welt und betrachtet die Welt durch eine »Ignatia-Brille« (siehe S. 34 ff.). Überall werden Ausweglosigkeiten gesehen und fantasiert: Das Flugzeug stürzt sicher ab, die Verspätung des Söhnchens – »Höre ich nicht in der Ferne ein Martinshorn?« – ist sicher in einem Unfall begründet und so weiter… Frau Weber würden bei jeder inneren Unruhe, bei jeder Angst Ignatia-Globuli helfen.

Nun ist es aber nicht so, dass der als ausgeglichen beschriebene Natrium-muriaticum-Zustand (siehe S. 52, 200 ff.) per se Angstfreiheit bedeutet. Auch ein Mensch, der nicht gestresst ist, kann Ängste entwickeln, die ihre Ursache meist in mangelndem Selbstbewusstsein haben. Der Natrium-Mensch fühlt sich nicht lebenstüchtig. Mutlos traut er sich selbst nichts zu, hat keine Kraft, sich in Konflikten durchzusetzen. Das Bewusstsein eigener Schwäche erfüllt ihn daher vor potenziellen Auseinandersetzungen oder auch nur vor neuen Situationen mit Angst. Auch Julia hat wenig Selbstbewusstsein. Für sie ist Natrium muriaticum die richtige Arznei.

Wie beschrieben kann häufig erlebter Stress zur Acidum-phosphoricum-Erschöpfung führen (siehe S. 47). Viele Menschen geraten wegen zu starker Belastungen im Beruf oder zu Hause in Schwächezustände. Mit zunehmender Ermüdung steigt die Angstbereitschaft so, als ob der Betroffene intuitiv spürt, dass Erschöpfung eine Gefährdung bedeutet.

Ein Mensch im Burn-out kann nicht mehr gut auf sich selbst aufpassen, ist unkonzentriert, übersieht einen Fahrradfahrer, stolpert, vergisst wichtige Termine und so weiter. In solchen Fällen hilft die homöopathische Arznei *Acidum phosphoricum*. Sie wird von Menschen benötigt, die immer wieder in Staphisagria- und Ignatia-Stressresonanzen leben, denn dauernde Anspannung kostet sehr viel Energie. Bei Markus ist durch lang andauernden Prüfungsstress die Angstbereitschaft erhöht. Er leidet neuerdings unter einer diffusen Angst. Die Frage, was ihn genau ängstigt, kann er nicht beantworten. – Er sollte bei diesen Angst- und Erschöpfungszuständen Acidum phosphoricum einnehmen!

Anwendungsempfehlung

- Bei Angst durch Anspannung: Staphisagria C 10000, dann C 50000.
- Bei Angst in Verbindung mit Panik: Ignatia C 10000, dann C 50000.
- Angst durch mangelndes Selbstbewusstsein: Natrium muriaticum C 10000, dann C 50000.
- Bei Angst in seelischer und körperlicher Erschöpfung: Acidum phosphoricum C 50000.

(Siehe auch S. 192 ff. »Richtlinien für eine homöopathische Stresstherapie«.)

Zwänge

Sie schließen Ihre Wohnung ab und wissen genau, die Wohnung ist abgeschlossen. Nach ein paar Schritten kehren Sie noch einmal um, um sich zu vergewissern: Ist die Tür auch wirklich zu? Das kann sich einige Male wiederholen. Sie wissen ganz sicher, dass abgeschlossen ist, aber ein innerer Zwang treibt Sie zur Tür zurück. »Absichtlich« bringen Sie sich in eine ausweglose Situation: Wenn Sie die Tür kontrollieren, machen Sie einen Fehler, wenn Sie die Tür nicht kontrollieren, machen Sie ebenfalls einen Fehler.

Ein Mensch, der in seinem Leben oft angespannt und verzweifelt war, neigt dazu, Zwänge zu entwickeln. Es geht dabei nicht nur um eine wiederholte unsinnige Kontrolle, ob die Tür wirklich zu, der Herd oder das Bügeleisen wirklich aus sind. Ob jemand einen Waschzwang hat, die Tochter eines Polizeipräsidenten eine Kleptomanie entwickelt, ob jemand zwanghaft isst, sich die eigenen Haare ausreißt oder unter einer Bulimie leidet – immer bricht in jenem Augenblick eine Wunde auf, die von durchlebten großen Anspannungen und Verzweiflungen erzählt.

Jeder scheinbar irrationale Zwang ist unabhängig von dem Objekt, an dem er ausagiert wird. Eine in der Vergangenheit entstandene Anspannung und Verzweiflung wird zwanghaft wiederholt, wobei das Ausmaß der Zwanghaftigkeit mit der Tiefe der Staphisagria- bzw. Ignatia-Bahnungen korreliert. Zwänge sind nichts anderes als ein schneller Aufbau von Anspannung und anschließender Verzweiflung im Sinne eines Wiederholungszwanges. »Ich will nicht schon wieder die Tür überprüfen – ich tue es doch – wieso mache ich das? – Ich bin verrückt!« Eine Pubertierende, die in Kaufhäusern zwanghaft stiehlt, dadurch sich selbst und ihre Familie in unangenehme Situationen (Ignatia) bringt, braucht man nicht zu fragen, warum sie es tut.

Mit Appellen an die Vernunft, an den Kopf, lässt sich zwanghaftes Verhalten nicht therapieren, denn gerade die große Kopflastigkeit ist eine Ursache für Staphisagria- und Ignatia-Zustände. Der Versuch, durch eine noch intensivere Kontrolle dem Kontrollzwang zu entkommen, muss scheitern. Verschärfte Selbstbeobachtung und Selbstkontrolle verstärken die Problematik.

Schauen Sie sich die 40-jährige Ulla an, die in ihrer

Kindheit vom eigenen Vater missbraucht wurde. Sie hörte den Vater kommen (Anspannung), der Vater machte sich über sie her (Verzweiflung)! Und dieses Grauen geschah immer wieder. Später als Erwachsene steht Ulla an der Supermarktkasse und legt die Lebensmittel auf das Band. Vor ihr stehen drei Leute, sie dreht sich um. Zehn Leute! Enge! Panik! Sie lässt ihren Großeinkauf auf dem Band liegen und stürmt unter den entgeisterten Blicken der Kassiererin aus dem Geschäft. Zwanghaft hat die als beengend empfundene Menschenansammlung Ullas Ignatia-Wunde aufgebrochen: Ulla versteht ihr eigenes Verhalten nicht, hält sich selbst für verrückt. *Staphisagria* und *Ignatia* sind die bei Zwängen am häufigsten indizierten Arzneien.

Anwendungsempfehlung

Aufbau von Anspannung vor der Entstehung von Zwängen: Staphisagria C 10000, dann C 50000.
Verzweiflung und Panik während einer zwanghaften Handlung: Ignatia C 10000, dann C 50000.
Verzweiflung nach einer zwanghaften Handlung: »Warum mache ich diesen Blödsinn nur?«: Ignatia 50000.

(Siehe auch S. 192 ff. »Richtlinien für eine homöopathische Stresstherapie«.)

Schlafstörungen

In der Firma von Herrn Huber steht eine Steuerprüfung an, er wacht deshalb des Öfteren nachts erschreckt auf. – Dies ist eine typische Staphisagria-Schlafstörung (siehe S. 22ff. »Angespannt durch Stress«).

Frau Piepenköker hingegen wacht nachts mit Heißhunger auf, seitdem sie erfahren hat, dass ihr Kind Drogen nimmt. Sie kann erst wieder schlafen, wenn sie etwas gegessen hat. Dies ist eine typische Ignatia-Schlafstörung (siehe S. 34ff. »Verzweifelt durch Stress«).

Herr Berger braucht ein bis drei Stunden, bis er überhaupt einschlafen kann, und wird ein- bis dreimal nachts wach. Dies ist eine typische Natrium-muriaticum-Schlafstörung (siehe S. 52f. »Natrium muriaticum«).

Für die Therapie einer Schlafstörung ist das Erkennen der Stimmungslage erforderlich. Auch wenn Schlafstörungen schon jahrelang bestehen, ist es hilfreich herauszufinden, welche psychische Befindlichkeit vorausging, diese möglicherweise ausgelöst hat. Eine unterdrückte Wut oder ein zurückliegender Kummer erfordern unterschiedliche Arzneien. Weitverbreiteter Berufs-, Schul- oder Beziehungsstress stellen die häufigsten Ursachen für Schlafstörungen dar. Der therapeutische Erfolg stellt sich umso schneller ein, je deutlicher die auslösende Ursache oder die aktuelle Befindlichkeit erkannt werden. Wenn jemand fünfmal nachts wach wird und er nach zweitägiger gelegentlicher

Einnahme einer Arznei dann immer noch fünfmal erwacht, ist die Arznei falsch. Insofern lässt sich der Erfolg oder Misserfolg der Therapie sehr schnell beurteilen. Eine eindeutige Besserung der Schlafstörung ist ein sicherer Nachweis für die Wirksamkeit einer homöopathischen Arznei.

Bevor eine Neurodermitis, ein Asthma, eine Migräne, das heißt eine körperliche Beschwerde, eine Besserung zeigt, bessert sich nach Arzneieinnahme *zuerst* eine vorhandene Schlafstörung. Das ist so. Wenn eine verabreichte Arznei den Schlaf nicht bessert, wird sie bei einer gleichzeitig bestehenden Migräne, Neurodermitis usw. auch nicht helfen. Ein guter Schlaf ist eine wesentliche Voraussetzung für die Heilung von Burn-out-Syndromen. Eine Besserung der Lebensenergie bei gleichbleibenden Schlafstörungen ist nicht denkbar.

Die dargestellten homöopathischen Arzneien versprechen bei stressbedingten Schlafstörungen den größten Erfolg. Dies gilt auch für das *Restless-Legs-Syndrom*, eine Störung, die sich – meist nachts – durch einen Bewegungszwang der Beine auszeichnet. Bei manchen Menschen ist der Stressmotor chronisch so angeworfen, dass der ihnen oft unbewusste Stress die Beine in Bewegung hält. Fälschlicherweise wird häufig Ursache und Wirkung verwechselt – das heißt, nicht die unruhigen Beine sind die Ursache für die Schlafstörung. Die eigentliche Ursache liegt vielmehr im Gestresstsein. Es kommt zu einem Teufelskreis, welcher in vielen Fällen aber durch die Einnahme von homöopathischen Arzneien durchbrochen werden kann. Beim Restless-Legs-Syndrom wird Staphisagria den Schlaf bessern und die Unruhe der Beine lindern.

Anwendungsempfehlung

- Ist Stress als Ursache für die Schlafstörung offensichtlich, empfehle ich Staphisagria zunächst C 10000, dann C 50000.
- Bei Schlafstörungen durch quälende Konfliktsituationen nehmen Sie Ignatia C 10000, C 50000; ebenso bei zwanghaften Gedanken mit Panikängsten, die den Schlaf verhindern oder unterbrechen (siehe S. 76 ff. »Ängste durch Stress«).
- Je massiver eine Einschlafstörung und je häufiger das nächtliche Erwachen, desto wahrscheinlicher hilft Natrium muriaticum, empfohlen in C 10000, bei erneut auftretenden Störungen in C 50000.

(Siehe auch S. 192 ff. »Richtlinien für eine homöopathische Stresstherapie«.)

Nervosität, Lampenfieber

Manche Menschen sind vor einer Prüfung aufgeregter als andere. Warum? – Ein Stressgeschädigter entwickelt durch entsprechende Lebenserfahrung vor einer Prüfung oder einem öffentlichen Auftreten schnell eine Erwartungsspannung, die nicht nur lästig ist, sondern die ihn quält und behindert. Je mehr Stress jemand bereits erfahren hat, desto weniger wird er Stress aushalten. Die verbreitete Meinung, dass ein stressiges Leben gegen Stress abhärtet, ist falsch – das Gegenteil ist richtig! Der kopfgesteuerte Versuch, sich zur Ruhe zu zwingen, mit Appellen an die eigene Vernunft wie etwa: »Sei doch nicht so nervös!« oder »Stell dich nicht so an!«, kann nichts bewirken. Warum nicht? – Weil das übermäßige, sich selbst kontrollierende Denken ja gerade Ausdruck und Ursache des Staphisagria-Stresszustandes ist. Das heißt: Sich selbst zu kontrollieren, sich selbst unter Druck zu setzen, dem Stress zu widerstehen, bedeutet wiederum Stress – ein Teufelskreislauf.

Ein Geiger, der musiziert, spekuliert im Augenblick des Musizierens nicht über die Wirkung seiner Musik bei den Zuhörern. Er ist Teil der Musik, er denkt nicht, und wenn er gut ist, ist er *eins* mit der Musik. Kreativität wird durch Selbstbeobachtung zerstört. Somit ist Stress ein Feind für jegliche Kreativität.

Nervosität, Erwartungsspannung, Lampenfieber lassen sich durch Einnahme von Staphisagria mindern. Nicht selten vollzieht sich innerhalb einer Stresssituation auch ein Wechsel von Staphisagria- hin zum Ignatia-Stress, mit anderen Worten, von Anspannung hin zu Verzweiflung: »Ich bin so gut vorbereitet, warum bin ich nur so angespannt? Warum bin ich nur so nervös? Warum der Kloß im Hals, der Stein im Magen, die nassen Hände, der Stuhldrang?« Ein Gefühl von Ohnmacht gegenüber der eigenen Anspannung macht sich breit. Es ist zum Verzweifeln! – Ein »Blackout« in Prüfungen entspricht einem zugespitzten Ignatia-Verzweiflungszustand. Schlimmstenfalls pendelt der Betroffene während einer Vortrags- oder Prüfungssituation innerhalb kurzer Zeit zwischen Anspannungs- und Verzweiflungs-Stress hin und her.

Herr Flaßkamp wird von seinem Abteilungsleiter beauftragt, drei Tage später vor der Vorstandsriege des Konzerns einen Vortrag über die wirtschaftliche Entwicklung seiner Abteilung zu halten. Herr Flaßkamp ist ein zurückhaltender Mann, der nicht gerne im Mittelpunkt steht. Am Vorabend der bevorstehenden Sitzung wird er nervös, spürt Unruhe im Magen, seine Stimme ist belegt, er bekommt Schweißausbrüche und muss deutlich häufiger die Toilette aufsuchen. In einer früheren homöopathischen Behandlung hatte Herr Flaßkamp schon einmal gute Erfahrungen mit Natrium muriaticum gemacht, das ihm bei einer Nebenhöhlenentzündung half. Ein Homöopath würde ihm in der akuten Situation mit Staphisagria helfen, da er unter Stress geraten ist. Herr Flaßkamp kommt aber gar nicht auf die Idee, einen Therapeuten um Hilfe zu bitten, weil er seine Stressreaktion für *normal* hält. Nun ist es so weit: Angespannt sitzt Herr Flaßkamp im Saal, sein Vortrag wird vom Abteilungsleiter angekündigt, und er würde nun am liebsten flüchten. Eigentlich will er den Vortrag nicht halten. Eine ausweglose Situation. Befehl des Kopfes: »Reiß dich zusammen, du musst jetzt ans Rednerpult, alles andere wäre ein Eklat.« Ein Hauch von Panik, Kloß im Hals, nasse Handinnenflächen. Hoffentlich steht auf dem Rednerpult ein Glas Wasser mit Ignatia für ihn bereit!

Nach seinem Vortrag wundert sich Herr Flaßkamp, dass er vor seinem Vortrag sehr aufgeregt war, aber nach ein paar Sätzen die Nervosität abnahm. Was ist geschehen? Vor dem Vortrag durchlebte er einen Staphisagria- und Ignatia-Stresszustand, während des Vortrages wandte er sich dann den Inhalten zu und kehrte zum ausgeglichenen Natrium-muriaticum-Zustand zurück. Hätte er den Stresszustand fixiert, wäre es ihm nicht möglich gewesen, in seinem Vortrag fortzufahren. Wenn sich aber Stresszustände von selbst auflösen, warum sollte man dann überhaupt Arzneien einnehmen? Von *sollen* ist hier nicht die Rede. Sie *können* eingenommen werden, denn es ist sicher von Vorteil, wenn man bei ähnlichen Anlässen nicht mehr angespannt ist. Wird dann das Lampenfieber künftig ausbleiben? Ja, bei konsequenter und wiederholter Einnahme von Staphisagria oder Ignatia in alle Stresszustände hinein besteht die Chance, dass sich die quälende Nervosität im Laufe der Zeit vermindert oder auflöst.

Anwendungsempfehlung

- Bei Prüfungsangst oder Lampenfieber nehmen Sie Staphisagria C 10000. Wenn Sie sich damit ruhiger fühlen, bleiben Sie dabei.
- Wenn sich innere Panik breitmacht oder Sie einen Blackout haben, wechseln Sie in diesem Augenblick zu Ignatia C 50000; also Ignatia bereithalten.

(Siehe auch S. 192ff. »Richtlinien für eine homöopathische Stresstherapie«.)

Essstörungen

Übergewicht. Frau Adler nimmt sich vor abzunehmen. Sie will regelmäßig joggen. Süßigkeiten und Alkohol sind ab sofort verboten. Eine Diät muss her. Jeden Morgen quält sie sich müde aus dem Bett, besiegt den inneren Schweinehund und macht einen Dauerlauf. Jeden Tag Gewissenskämpfe vor dem Kühlschrank. Jeden Tag Enttäuschung auf der Waage. Zunehmend entsteht das quälende Bewusstsein: »Ich esse nichts und nehme trotzdem zu.« Der Kampf mit ihren Begierden kostet Nerven und stresst. Schließlich hält sie den Druck (Staphisagria) nicht mehr aus und beschließt, die Quälerei für zwei Tage zu unterbrechen. Sie macht sich über eine Tafel Schokolade her, ignoriert den Kommentar des Ehemannes, der vorsichtig anfragt, ob sie nicht eigentlich vorhabe abzunehmen. Am nächsten Morgen ist ihr zum Heulen zumute (Ignatia).

Frau Adler isst, obwohl sie eigentlich gar keinen Hunger hat. Ihr Bedürfnis zu essen ist psychischer Natur. Sie sehnt sich gleichzeitig nach einem Idealgewicht. Wenn sie isst, macht sie einen Fehler, wenn sie nicht isst, macht sie ebenfalls einen Fehler, weil ihr Appetit ein nicht zu leugnendes psychisches Bedürfnis darstellt. Übergewicht ist fast immer Ausdruck eines Ignatia-Zustandes. Manch Verzweifelter isst viel und ist anschließend verzweifelt über sein Übergewicht. Verheerenderweise isst er jetzt noch mehr und potenziert so seine Verzweiflung – er will ja unbewusst seine Verzweiflung ausleben.

Auch die allermeisten übergewichtigen Kinder befinden sich im Ignatia-Zustand. »Essen bessert« ist ein hochwertiges Ignatia-Symptom im homöopathischen Symptomenverzeichnis. (Es gibt allerdings auch gegenteilige Reaktionsweisen – z. B. Appetitlosigkeit in Konfliktsituationen.)

»Iss nicht so viel, du wirst zu dick!« »Du bist doch ein hübsches Mädchen. Wenn du so dick bist, dann sieht keiner, wie hübsch du bist, dann sieht man nur dein Fett!« Mit diesen demütigenden Sätzen glaubte eine Mutter, ihre Tochter beim Pfunde-Abhungern zu ermutigen. Das Kind war verzweifelt wegen seines Übergewichts – eine Verzweiflung, die schließlich die ganze Familie ergriff.

Was lässt sich generell raten, wenn Sie abnehmen wollen? Halten wir zunächst fest: »Sie fühlen sich von Ihrem Kühlschrank magisch angezogen. Die Anspannung steigt. Staphisagria wäre jetzt die passende Arznei. Sie werden schwach und werfen alle guten Vorsätze über Bord. Anschließend überkommt Sie der Jammer, ein Ignatia-Zustand. Jetzt ist die Einnahme von Ignatia nötig. Aber ganz wichtig: Wenn Sie abnehmen wollen, dürfen Sie niemals hungern! Eine gezielte Umstellung der Ernährung muss die homöopathische Behandlung ergänzen. Und noch etwas: Therapien bei Übergewicht verlaufen langwierig und mühsam. Wenn ein Mensch eine Verzweiflung ausleben will, neigt er dazu, diese Resonanzebene durch vermehrtes Essen auszudrücken. Bei übergewichtigen Kindern kann zum Beispiel ein andauernder Streit der Eltern oder eine Scheidungssituation die pathologischen Resonanzen nähren. Ein auswegloser Konflikt liegt auch der *Bulimie* zugrunde.

»Seit wann haben Sie die Bulimie?« »Seit sechs Jahren«, erwidert Frau Kraus, 24. »Haben Sie eine Erklärung für das Auftreten dieser Symptome?« »Ja, ich weiß genau, wodurch das kam.« Eine Zeitlang schweigt sie bedrückt. »Ich hatte mal einen Freund, den ich total liebte. Er war Koprophage (ein Kotesser). An einem Tag tat mein Freund sehr geheimnisvoll. Ich sollte mit ihm in den Keller kommen. Ich habe Hemmungen, Ihnen das zu erzählen. Stuhlproben standen in Schüsseln auf dem Boden, und mein Freund begann, seinen Stuhl zu essen…« Frau Kraus hat ihren Freund heiß geliebt und wollte sich unter keinen Umständen von ihm trennen. Er verlangte von ihr, dass sie bei seinen »Sitzungen« anwesend sein sollte. Sie musste dieser Prozedur zusehen, musste »schlucken«, was zum Kotzen war. Jeder Bulimie liegt ein vergleichbares Trauma zugrunde. Immer mussten – meist Frauen – in einem Lebensbereich – oft im Sexualleben – etwas über sich ergehen lassen, was ihnen zutiefst zuwider war. Durch ihr Ess-Brechverhalten bringen sie zwanghaft ihr Trauma zum Ausdruck.

Immer, wenn Frau Kraus sich heute dem Kühlschrank nähert, bricht ihre Problematik aus: Sie will essen, sie will erbrechen. Um diesen Kreislauf zu beenden, muss sie mehrmals täglich über eine sehr lange Zeit hohe Ignatia-Potenzen während der Ess-Brechsituationen einnehmen. Wichtig dabei ist, dass sie sich nicht selber unter Druck setzt. Denn wenn sie sich das Essen und Erbrechen verbietet, unterdrückt sie ihren unvermeidlichen Seelenschrei: »Ich musste schlucken, was zum Kotzen war« – und verstärkt so ihre Zwänge!

Ein anderes Beispiel: Der Vater eines an Bulimie erkrankten 16-jährigen Mädchens brüllt seine Tochter an, rüttelt und schüttelt sie: »Du gehst heute nicht mehr zur Toilette, um zu erbrechen! Es reicht mir! Du hast schon wieder den ganzen Kühlschrank leergegessen! Ich kann und will das nicht mehr bezahlen!« Verzweiflung hat inzwischen die ganze Familie ergriffen. Ich rate dem Vater: »Lassen Sie Ihre Tochter ihre Zwänge ausleben. Lassen Sie sie essen und erbrechen. Nur so kann sie ihren Seelenschmerz perfekt ausdrücken. Die gleichzeitige Behandlung aller Familienmitglieder ist eine optimale Voraussetzung für einen guten Heilungsverlauf.«

Würde mir ein Vater jedoch erklären, *er* sei kerngesund, für ihn bestünde keine Notwendigkeit einer Therapie und ich solle aufhören, sein Kind bei den Brechanfällen zu unterstützen, dann bestünde kaum Aussicht auf einen Heilungserfolg. Ein solcher Vater lässt auch einen verzweifelten Arzt zurück. Erkennen Sie, wie Verzweiflung Wellen schlagen kann? Die gleichzeitige Behandlung aller Familienmitglieder – im Idealfall begleitet von einem Psychotherapeuten – ist Voraussetzung für einen Heilungserfolg. Auch die homöopathische Therapie muss wegen der Schwere der Störung über Jahre erfolgen. Von der Richtigkeit der meist eingesetzten Arznei Ignatia kann man sich anfangs dadurch überzeugen, dass gleichzeitig bestehende Infekte, Schlafstörungen u.a. positiv reagieren, weil die gesamte Resonanz betroffen ist.

Bei anhaltenden, nicht zu entschärfenden Konflikten im sozialen Bereich muss mit einem Scheitern der Therapie gerechnet werden.

Anwendungsempfehlung

- Sobald Sie bei sich Anspannungszustände in Verbindung mit Essensgelüsten wahrnehmen, nehmen Sie Staphisagria C 10000, C 50000.
- Unmittelbar bevor Sie einen Brechreiz auslösen, nehmen Sie jedes Mal Ignatia C 10000, C 50000 oder C 100000. Wegen einer bereits bestehenden bedrohlichen Gewichtsabnahme sagt Ihnen zwar Ihr Verstand, dass Sie den Brechreiz nicht auslösen sollen, aber emotional »brauchen« Sie das Erbrechen. Die Hauptstimmungslage ist von der Ignatia-Resonanz geprägt. Sie sollten Ignatia deshalb immer bei sich haben und häufig einsetzen.
- Stellen Sie frustriert fest, dass Sie wieder zu viel gegessen haben, nehmen Sie Ignatia C 10000, C 50000.

(Siehe auch S. 192ff. »Richtlinien für eine homöopathische Stresstherapie«.)

Kopfschmerzen, Migräne

»Wenn der gesamte therapeutische Verlauf berücksichtigt wird, dann stehen chronisch kranke Patienten mit Migräne oder Rückenschmerzen nach einjähriger homöopathischer Behandlung tendenziell sogar besser da als schulmedizinisch behandelte.« (Professor Stefan Willich, Charité Berlin, WAZ, 29.9.05)

Die häufigsten Arzneien, die bei Kopfschmerzen helfen, sind Natrium muriaticum, die Stressarzneien Staphisagria und Ignatia sowie die Erschöpfungsarznei Acidum phosphoricum (siehe auch S. 47 f.). Je länger ein Mensch gelitten, je mehr Unterdrückungen er in seiner Biographie hat erleben müssen, desto häufiger und schneller wechseln seine Stimmungslagen und damit die Arzneien.

Herr Stein berichtet, dass seine Kopfschmerzen durch Anspannung und Ärger ausgelöst würden. Außerdem sei die Neigung zu Kopfschmerzen in seiner Familie vererbt. Bereits Großvater und Vater hätten darunter gelitten. Herr Stein hat in seiner Kindheit einen rabiaten Vater erlebt, der oft die Prügelstrafe anwandte. Auf diese Weise war tiefsitzende Anspannung in die Seele des Misshandelten geprügelt worden. Herr Stein – inzwischen ebenfalls Vater – reagiert selbst bereits bei leichten Kränkungen mit jähzornigen Ausbrüchen, worunter insbesondere sein kleiner Sohn zu leiden hat. Auf *diese* Weise ist die Stressbereitschaft also vom Großvater über den Sohn auf den Enkel »vererbt« worden. Weil in der Familie das chronische Gestresstsein inzwischen als *normal* erlebt wird, würde Herr Stein den Gedanken zurückweisen, dass jeder Stress auch eine erhöhte Aggressionsbereitschaft bedeutet. Die Arznei Staphisagria wird ihn somit von seinen Kopfschmerzen befreien und auch seinen Jähzornausbrüchen die Spitze nehmen.

Jeder Kopfschmerz muss zunächst schulmedizinisch abgeklärt werden, denn Kopfschmerzen können unterschiedliche Ursachen haben: zum einen körperliche – wie Nackenverspannungen, Augenprobleme, Verletzungen, Prellungen, Unterkühlungen –, aber auch psychische – wie Kummer, Wut, Erschöpfung, Schreck, Verzweiflung. Wenn ein Homöopath beispielsweise die für einen Kopfschmerz ursächliche Kränkung oder unterdrückte Wut nicht erkennt, wird er nicht helfen können. Die Ursachen für seine Kopfschmerzen präsentierte Herr Stein zwar nicht auf dem Silberteller, er hatte sie jedoch ganz richtig in seinem Dauerstress vermutet. Meist muss in ausführlichen Interviews nach den Ursachen intensiv gesucht werden.

Neben der Berücksichtigung psychischer Befindlichkeiten ist auch die Beachtung körperlicher Symptome wichtig. Im Hinblick auf eine individuelle Kopfschmerztherapie bedeutet dies herauszufinden: Wann genau tritt der Kopfschmerz auf, zu welchen Tageszeiten, ist er periodisch, vor oder während der Menses, nach körperlichen oder geistigen Anstrengungen, in der Schule? Gibt es Begleitsymptome wie tränende Augen, Schweißausbrüche, Schwindel? Wie fühlt sich der Schmerz an, wo genau ist er lokalisiert, an Stirn, Schläfe, Nacken? Das Muster der körperlichen Symptome weist auf die jeweilige Arznei hin (siehe Symptome, S. 195 ff.).

Selbst wenn im Einzelfall subjektiv kein Stress empfunden wird, so können die recherchierten, körperlichen Symptome dennoch auf eine Stressarznei hinweisen. Und auch hier gilt das, was ich in diesem Buch mehrfach betone:

Nur eine eindeutige Besserung oder Heilung des Kopfschmerzes in Abhängigkeit von Einnahme der Arznei bestätigt die Richtigkeit der verordneten Arznei. Man muss an die Wirksamkeit der Arznei nicht glauben – man muss sie durch eigene Erfahrung bestätigen können. So eindeutig und unmissverständlich wirkt eine richtige homöopathische Arznei.

Anwendungsempfehlung

- Kopfschmerz bei Stress oder nach Ärger (meist in der Schläfe lokalisiert): Staphisagria C 1000, C 10000, C 50000.
- Kopfschmerz in Konfliktsituationen sowie nach einem Schreck (meist einseitig, besonders rechts lokalisiert, durch Gerüche): Ignatia C 1000, C 10000, C 50000.
- Kopfschmerzen morgens und vormittags um 10 Uhr, bei körperlicher Anstrengung und/oder Husten (sich verstärkender Schmerz), vor und während der Menses (oft in der Stirn lokalisiert): Natrium muriaticum C 1000, C 10000.
- Kopfschmerz bei Müdigkeit und Erschöpfung (ist oft einseitig und verbunden mit Schmerzen in der Cervicalregion): Acidum phosphoricum C 10000.

(Siehe auch S. 189ff. »Wie erkenne ich die für mich passende Arznei?«.)

Bettnässen

Bettnässer weinen ins Bett! – Das Ausmaß des Kummers, der durch dieses Ins-Bett-Weinen zum Ausdruck kommt, wird häufig nicht wahrgenommen. Oft sind die bettnässenden Kinder Vorwürfen ausgesetzt, wie: »Jetzt habe ich dich extra nachts geweckt und aufs Klo gesetzt, und du machst trotzdem ins Bett!« Die anklagende elterliche Enttäuschung und die Unterbrechung des Schlafes treiben das Kind in Stresszustände (Staphisagria). Manche Eltern beteuern: »Unser Kind schläft weiter, wenn wir es nachts auf die Toilette setzen. Das ist kein Problem.« – Möchten Sie jede Nacht schlafend auf die Toilette gesetzt werden? – Das Ganze *ist* ein Problem! Es macht Stress.

Eine Mutter seufzt und tröstet den 9-jährigen Jan: »Es ist nicht schlimm, dass du ins Bett gemacht hast.« Je mehr sie betont, wie wenig ihr das ausmacht, desto stärker wird Jan die Wahrheit wittern. Gesten und Bemerkungen verraten dem Kind ihre wahren Gefühle: Zum Beispiel ein genervter Blick zur Zimmerdecke, die Frage an den Ehemann, ob nicht er auch einmal das Bett abziehen könne, die Klage, dass die Waschmaschine schon wieder voll sei ... Zweifellos nimmt Jan wahr, dass seine Mutter gestresst ist, und fühlt sich schuldig. Wie gerne würde er nicht mehr ins Bett machen, wie gerne seiner Mutter keinen Kummer bereiten! Er weiß aber nicht, wie es das fertigbringen soll. Er ist verzweifelt (Ignatia) und wird diese Verzweiflung auch in seinem sonstigen Verhalten zum Ausdruck bringen.

Einem derartigen Ignatia-Zustand folgt oft ein Causticum-Zustand: Ist mir doch egal, wenn ich ins Bett mache! Im Repertorium (Symptomenverzeichnis der Homöopathie) findet man in der Rubrik »Harndrang Tag und Nacht« *eine* bedeutsame Arznei, nämlich Causticum. Erinnern Sie sich an den gerechtigkeitsliebenden Revoluzzer, der für seine Umgebung oft nicht leicht zu ertragen ist, weil er alles besser weiß und zu allem zunächst Nein sagt (siehe S. 44 ff.). Vielleicht bedeutet ein Causticum-Zustand des Bettnässer-Kindes einen unbewussten Protest gegen das nächtliche Gewecktwerden und gegen andere Unterdrückungen in seinem Alltag. Nahezu alle Bettnässer-Kinder benötigen während der Therapie die Stressarzneien Staphisagria, Ignatia und Causticum – je nach Stimmungslage (siehe auch S. 58 ff.).

Jans Mutter: »Den Staphisagria-Zustand, in dem Jan und ich genervt sind, glaube ich gut zu erkennen. Wer kennt nicht das Gefühl des Gestresstseins! Auch die Verzweiflung bei diesem Bettnässer-Elend ist mir nicht fremd. Aber wie erkenne ich den Causticum-Zustand?«

»Ich gebe Ihnen ein Beispiel: Jan wirft Bonbonpapier auf den Fußboden. Sie sagen: ›Heb das Bonbonpapier bitte auf!‹ ›Nein.‹ ›Du hebst das jetzt auf!‹ ›Nein!‹ ›Ja, spinnst du? Du hebst das jetzt sofort auf!‹ ›Nein!‹ Jan ist im Causticum-Zustand. Da solche Protestreaktionen als Gegenbewegung zu Anspannungs- und Verzweiflungszuständen auftreten, könnten Sie sich eigentlich freuen. Es bedeutet eine Zunahme des Reifungszustandes, wenn Ihr Kind sich nicht mehr alles gefallen lässt. Auch eine übermäßige Neigung, über alles zu diskutieren, alles in Frage zu stellen, kann Ausdruck einer Causticum-Resonanz sein. Die Chance ist groß, dass die Therapie des Bettnässens mit der Arznei Causticum gerade jetzt Fortschritte macht. Auf keinen Fall dürfen Sie Ihrem Kind das Rückgrat brechen! Notfalls heben Sie das Bonbonpapier selbst auf! Versuchen Sie, Eskalierungen zu vermeiden! Nur nicht wieder Druck machen.«

Die Mutter: »Mein Kind darf also machen, was es will. Regeln braucht es offensichtlich nicht mehr zu befolgen.« – »Bitte betrachten Sie es so: Durch die Bettnässer-Problematik ist Jan gestresst. Jeder Druck, den Sie zusätzlich auf ihn ausüben, verschlimmert die Lage in der jetzigen Situation. Das Ziel der homöopathischen Stressbehandlung ist die Aufhebung der Druck- und Gegendruckmechanismen in der Familie. Je weniger Jan jetzt gestresst ist, desto unbedenklicher kann später die Einhaltung von Regeln verlangt werden.

Ein anderes Beispiel: Sie bemerken, dass Jan trotz Ihres Verbotes abends im Bett liest. Rotzfrech missachtet er Ihre Regeln. Meine Empfehlung: Ignorieren Sie das kindliche Fehlverhalten! Nicht grundsätzlich, aber in der jetzigen Situation. Erzählen Sie Jan *nicht* am nächsten Morgen, dass Sie die Regelüberschreitung bemerkt haben. Lassen Sie zu, dass Ihr Kind Grenzen überschreitet, wenn es gestresst ist. Ein gewaltsames Erzwingen von Gehorsam wäre zu *diesem* Zeitpunkt falsch. Nach einiger Zeit wird Jan unter der Gabe von Causticum diese Revoluzzerschiene verlassen und zu seiner ursprünglichen Resonanzebene von Natrium muriaticum zurückkehren. Dann ist ein geordnetes Leben wieder leichter, da die neurotische Anspannung und der Oppositionsgeist verschwunden sind. Angespannte Eltern, die gestresst durchgreifen, werden die Anspannung ihrer Kinder verschlimmern.«

»Ich muss also wie eine Heilige reagieren, stets sanft und ausgeglichen?« – »Der Versuch, eine stressarme Situation zu schaffen, darf nicht zum Stress werden. Akzeptieren Sie, dass wir alle permanent Fehler machen. Niemand muss perfekt sein. Seien Sie auch mit sich selbst nachsichtig! Sie dürfen hinfallen, aber Sie müssen wieder aufstehen. Da wir in einer stressdurchseuchten Zeit leben, müssen wir alle immer wieder neu um Gleichmut kämpfen.« – »Was ist, wenn Jan sich weigert, die homöopathischen Arzneien einzunehmen?« – »Nur keine gewaltsame Verabreichung homöopathischer Kügelchen! Auch wenn es Sie sehr stresst: Bleiben Sie geduldig und warten Sie, bis er freiwillig die Kügelchen nehmen will, denn Jan bleibt ja nicht immer in derselben Verweigerungshaltung.«

Manchmal werde ich in meiner Praxis auch gefragt, was von der Klingelhosentherapie zu halten ist. Dazu kann ich nur anmerken, dass ich mich an ein kleines Mädchen erinnere, das alarmiert durch die laute Klingelhose erschrocken aufwachte und sich mit beiden Händen die Ohren zuhielt. Das war Stress pur! Jede Klingelhosentherapie bedeutet Stress für ein Kind. In diesem Falle kam es zu einer Symptomverschiebung. Das Bettnässen verschwand, stattdessen erlebte die Mutter ein ständig gereiztes und aggressives Kind. Für das *gewaltsame* Abtrainieren eines Krankheitssymptomes bezahlt man immer einen bitteren Preis. Die Klingelhosentherapie ist bei vielen Kindern erfolglos, die homöopathische Therapie hingegen hilft in den allermeisten Fällen.

Ob es den Eltern gefällt oder nicht: Bedingungslos müssen sie zulassen, dass ihr Kind ins Bett macht. Es hilft nicht, wenn sie versuchen, pädagogische Tricks anzuwenden, wie beispielsweise in Aussicht gestellte Belohnungen für jedes trockene Bett. Das erhöht nur den Druck. Wenn Eltern jedoch lernen, die homöopathischen Arzneien dem Zustand ihres Kindes entsprechend anzupassen, stellt sich zunächst zeitweise und später dauerhaft der Erfolg ein.

Anwendungsempfehlung

- Bei jeder Stresssituation Staphisagria C 10000. Bei Dauerstress lassen sich kurzfristig keine Erfolge sehen, aber mittelfristig. Wenn nach 10 Tagen abendlicher Einnahme von Staphisagria das Bett unverändert nass bleibt, ist Staphisagria die falsche Arznei.
- Je häufiger Sie sich verzweifelt sagen: »Das hilft ja sowieso alles nichts«, setzen Sie Ignatia C 50000 ein. Sobald Sie einen Erfolg sehen, unterbrechen Sie die Arzneigabe; bei erneutem Bettnässen beginnen Sie dann wieder mit Ignatia C 50000. (Auch hier zeigt die Therapie einen wellenförmigen Verlauf. S. 189 ff.) Hilft diese Therapie nicht mehr, ist es am wahrscheinlichsten, dass Stress erneut eine Rolle spielt und Staphisagria C 50000 benötigt wird.

- Das Hin- und Herspringen zwischen diesen Arzneien kann über einen längeren Zeitraum nötig sein. Hilft keine der beiden Arzneien mehr eindeutig, überprüfen Sie, ob Ihr Kind sich in einer Causticum-Stimmung befinden könnte (siehe S. 44 ff.). – Gegebenenfalls dann Causticum C 1000.
- Herrscht trotz der Bettnässer-Problematik eine entspannte, gleichmütige Familienatmosphäre, muss der Einsatz von Natrium muriaticum C 10000 erwogen werden.

(Siehe auch S. 189 ff. »Wie erkenne ich die für mich passende Arznei?«.)

Allergien, Asthma, Neurodermitis

»Nach Schätzung der WHO könnten im Jahre 2010 40 bis 50 Prozent der Bevölkerung unter einer Allergie leiden.« (WZ, 22.6.2005) Warum lassen sich die meisten allergischen Erkrankungen mit den in diesem Buch beschriebenen Mitteln gut behandeln? Weil Stress die Entstehung psychosomatischer Erkrankungen, insbesondere des Bronchialsystems und der Haut, begünstigt und weil das mit diesen Krankheiten verbundene Leid seinerseits Stress auslöst. Dadurch entsteht ein Teufelskreis. Viele Menschen kennen zeitweilige Rötungen um die Augen herum oder am Hals, die im Stress entstehen, aus eigener Erfahrung.

»Ich vertrage das nicht!« – Lebensmittelallergie

Die jeweilige Befindlichkeit des Betroffenen ist auch hier wieder von herausragender Bedeutung, um das passende homöopathische Mittel zu finden. Frau Backhaus, 34, leidet unter *Lebensmittelallergien.* Zunächst sollte sie natürlich die Allergie auslösenden Nahrungsmittel meiden. »Am schlimmsten ist es bei Äpfeln. Sollte ich Äpfel nicht besser grundsätzlich meiden?« – »Im Verlauf der Therapie wird das nicht mehr nötig sein. Die Äpfel haben nichts gegen Sie, Sie haben etwas gegen die Äpfel! Jetzt müssen die homöopathischen Arzneien zeigen, was sie können. Die allergischen Symptome, in Ihrem Fall die Schleimhautschwellungen und der Juckreiz, müssen sich bei Einnahme der Arzneien eindeutig vermindern lassen.«

»Welche homöopathische Arznei muss ich bei meinen allergischen Reaktionen einnehmen?« – »Wenn Sie unter Stress stehen, wäre Staphisagria das richtige Mittel. Sobald Sie eine allergische Reaktion bemerken, lutschen Sie ein Kügelchen nach dem anderen. Nach drei Stunden – wahrscheinlich früher – werden Sie eine deutliche Besserung spüren, das heißt, Ihr Juckreiz muss nahezu verschwunden sein. Andernfalls wäre das Mittel falsch. Wenn Sie sich nicht gestresst fühlen oder Ihren Zustand nicht richtig einschätzen können, würden Sie nach dem Verzehr eines Apfels mit Natrium muriaticum beginnen, sobald Sie eine allergische Reaktion wie Juckreiz wahrnehmen.« – »Kann es sein, dass ich nicht mehr so stark reagiere?« – »Das ist doch genau das, was durch die Kügelchen ausgelöst werden soll. Sie werden erleben, dass Ihre allergischen Reaktionen immer weniger dramatisch verlaufen.«

»Wann und wie lange soll ich meine Arznei einnehmen?« – »Sie nehmen Ihre Arznei bei jeder allergischen Reaktion, bei jedem Kopfschmerz, bei jeder Grippe, bei jeder Schlafstörung, bei jedem Rückenschmerz. Immer, wenn ein Mittel Ihnen eindeutig geholfen hat, beenden Sie die Einnahme. Treten erneut allergische Symptome auf, fangen Sie umgehend mit der Arzneieinnahme wieder an. Wenn Sie stets die Erfahrung machen, dass Ihnen eine Arznei hilft, wächst Ihr Vertrauen. Einmal geht es Ihnen besser, einmal schlechter, die Symptome sind einmal schwächer und einmal stärker. Insgesamt darf an der von Woche zu Woche sich verbessernden Situation kein Zweifel bestehen.«

»Was mache ich, wenn mir Natrium muriaticum nicht mehr hilft?« – »Dann ist die Wahrscheinlichkeit sehr hoch, dass Ihnen Staphisagria helfen wird. Leid stresst immer, auch wenn Sie es nicht wahrnehmen sollten.« – »Was ist, wenn Staphisagria geholfen hat, aber dann nicht mehr hilft?« – »Dann gibt es zwei Möglichkeiten: Entweder Sie sind zu dem stressfreien Natrium-muriaticum-Zustand zurückgesprungen, oder es geht Ihnen psychisch schlecht, was ein Hinweis für den Ignatia-Zustand wäre. Das alles hört sich komplizierter an, als es ist. Nach kurzer Zeit werden Sie die Arzneien wie selbstverständlich anwenden. Man wächst in die Methode hinein.

Um den Verlauf nochmals zu verdeutlichen: Natrium muriaticum hilft bei Ihrem Schnupfen. Aber irgendwann hilft es nicht mehr, weil Sie gestresst sind – nun hilft Staphisagria. Vielleicht sind Sie jetzt von Ihrem Schnupfen befreit. Nach zwei Tagen ist die Nase aber wieder verstopft. Ihre verständliche Reaktion könnte sein: ›Das hilft doch alles nichts. Soll ich nicht doch lieber Nasentropfen nehmen?‹ – Jetzt aber wäre die ›Verzweiflungsarznei‹ Ignatia fällig und Sie würden sehen, dass sie tatsächlich hilft.«

»Ich komme mit Ihrem Begriff der Verzweiflung nicht zurecht. Ich bin doch nicht *verzweifelt*, nur weil ich Schnupfen habe!« – »Vielleicht sollten wir hier besser von einer gewissen Ausweglosigkeit sprechen, die für den Betroffenen oft nur vorübergehend besteht. Ausweglosigkeiten kommen im Leben häufiger vor, als manchem bewusst ist. Überstunden ja, der Chef will es – Überstunden nein, meine Frau und meine Kinder erwarten mich. Einladen der Nachbarn ja – Einladen von Nachbarn nein, eigentlich ist es mir zu viel, und so weiter. Es gibt viele Situationen, bei denen man nicht weiß, wie man sich entscheiden soll; oder besser gesagt, egal, wie man sich entscheidet, macht man immer einen Fehler. Einerseits möchte eine Frau berufstätig sein, andererseits will sie ihre Kinder nicht einer Tagesmutter oder Betreuungseinrichtung überlassen. Soll ich Antibiotika bei einem Infekt einnehmen oder nicht? Soll ich bei der verstopften Nase Nasentropfen nehmen oder nicht? Immer wenn Sie Ausweglosigkeiten erkennen, ist Ignatia sowohl bei körperlichen als auch bei psychischen Beschwerden die richtige Arznei.«

Das Problem ist, dass der angespannte und der verzweifelte Zustand bei vielen Menschen so diskret ist, dass die beschriebenen Resonanzen kaum wahrgenommen werden.

Da wir aber inzwischen wissen, dass Leiden fast immer mit Stress verbunden ist und meist (fast gesetzmäßig) dem Ablauf Natrium muriaticum – Staphisagria – Ignatia gehorcht, ist es ratsam, im Zweifelsfall die Arzneien in dieser Reihenfolge einzusetzen (siehe auch »Anwendungsempfehlung« S. 115).

»Ich kriege keine Luft mehr!« – Asthma

Die homöopathischen Stressarzneien spielen auch bei der Therapie von *Asthma bronchiale* eine große Rolle, da jede Luftnot großen, emotionalen Stress bedeutet. Eine Nichtberücksichtigung des Stressfaktors und der entsprechenden Arzneien trübt die Behandlungschancen. Bei Asthma (und auch Neurodermitis – siehe S. 109 ff.) erfolgt sehr oft ein Wechsel der Resonanzebenen, das heißt: Einmal benötigt ein Patient Natrium muriaticum, das andere Mal Staphisagria oder Ignatia.

Genauso ist es bei Herrn Fischer, 48, der unter Heuschnupfen und gelegentlicher Atemnot leidet – ausgelöst durch Stroh, Schimmel, Hausstaub und Frühblüher. Es ist Samstag, die Anspannung und Frustration einer unbefriedigenden Arbeitswoche stecken ihm noch in den Gliedern. Er möchte nur seine Ruhe haben. Seine Frau ist gestresst und chronisch unzufrieden, denn aus ihrer Sicht kümmert sich Herr Fischer weder um seine Familie noch ums Haus: Das Gartentor klemmt, die Garage muss aufgeräumt werden, eine Fliese im Badezimmer ist locker, die Fahrräder

der Kinder haben einen Platten. Von seiner Frau gedrängt beginnt Herr Fischer nun unwillig, die Garage aufzuräumen, nicht ohne sich über das bestehende Chaos aufzuregen: Der Gartenschlauch ist nicht aufgerollt, die Zange liegt nicht im Werkzeugkasten. Was haben die leeren Milchtüten in der Garage zu suchen?

Der zunehmende Ärger führt bei Herrn Fischer zu asthmatischer Luftnot. Die häufige Einnahme von Natrium muriaticum hilft ihm nicht. Herr Fischer ist angespannt und ärgerlich. Warum hat er nicht gleich Staphisagria genommen? – Nach dessen Einnahme spürt er eine deutliche Besserung. Einige Tage später hat er wieder Atemnot! Er folgt der Regel: *Ändere eine Arznei, die geholfen hat, erst dann, wenn sie nachweislich nicht mehr hilft.* Aber jetzt hilft auch Staphisagria nicht mehr. Wegen der zunehmenden Luftnot kommt es zu einem Anflug von Panik, und Herr Fischer greift zu Ignatia – es hilft überzeugend.

Dennoch: Jede Luftnot ist purer Stress, deshalb ist zunächst die weitere Verwendung von allopathischen Asthmasprays, gegebenenfalls auch von systemischen Corticoiden nötig. In den folgenden Monaten nimmt Herr Fischer konsequent bei jeder allergischen Reaktion zusätzlich zur allopathischen Therapie das für ihn passende homöopathische Mittel. Seine Allergiebereitschaft vermindert sich deutlich. Die Verwendung von Asthmasprays erübrigt sich nach einiger Zeit. Herr Fischer lernt immer besser, die Arzneien an seine Stimmungslagen anzupassen. Das Ziel bleibt, den Einsatz schulmedizinischer Medikamente langfristig zu reduzieren oder überflüssig zu machen.

Atemnot bedeutet immer schlimmes Leid. Und die damit verbundene Anspannung und Verzweiflung übertragen sich auf die Familie. Die Mutter des asthmakranken Tobias ruft mich an: »Das Asthma von Tobias wird nicht besser. Es ist nicht dramatisch, aber so kann es nicht weitergehen!« – »Welche ist die letzte Arznei, die Ihrem Kind geholfen hat?« – »Staphisagria. Ich habe Staphisagria schon seit zwei Stunden gegeben, aber es hilft nicht mehr!« Im Hintergrund höre ich den Ehemann schimpfen. »Warum schimpft Ihr Mann?« – »Der dreht durch. Er will, dass ich mit der Homöopathie aufhöre und Schulmedizin mache.« Hier wird die Situation offensichtlich. Die Eltern streiten sich, und Tobias bekommt das alles mit. In dieser Atmosphäre kann leicht ein Gefühl der Ausweglosigkeit entstehen und ein Hauch von Panik. Deshalb erkläre ich: »Geben Sie Ihrem Kind jetzt alle zwei Minuten ein Kügelchen Ignatia C 50 000, das ich Ihnen kürzlich vorsorglich mitgegeben habe. Sagen Sie Ihrem Mann, dass wir mit der Schulmedizin beginnen, wenn nicht innerhalb der nächsten halben Stunde eine deutliche Besserung eingetreten ist.« Mein Kontrollanruf nach einer halben Stunde bestätigt meine Erwartungen: Ignatia hat Tobias bei seinem Asthma geholfen.

Viele hier nicht besprochene Arzneien müssen zusätzlich bei Asthma bronchiale eingesetzt werden, dennoch dominieren die Stressarzneien eindeutig. Es gibt keine asthmatische Erkrankung, bei der Staphisagria und Ignatia nicht zumindest zeitweise eingesetzt werden müssten.

Und was kann passieren, wenn man ein falsches Mittel gewählt hat, wenn man die Resonanz nicht richtig erkannt hat und statt des nötigen Ignatia zum Beispiel Staphisagria eingesetzt hat? Selbstverständlich kann man dann keine Besserung sehen, der Schlüssel passt nicht zu diesem Schloss. Ignatia-Symptome könnten sich sogar verstärken, deshalb der Rat, die bisherigen schulmedizinischen Therapien nicht zu unterbrechen. Eine spätere Gabe der richtigen Arznei – in unserem Beispiel Ignatia – wird jedoch eine positive Wirkung zeigen. Wenn sich körperliche und psychische Symptome nicht bessern oder gar verschlechtern, ist die homöopathische Arznei falsch. Es gibt Therapien, die schwierig verlaufen: Wenn beispielsweise die Konstitution eines Menschen schlecht ist, wechselt er in sehr kurzer Zeit die Resonanzebenen. Hier ist viel Erfahrung nötig, um im richtigen Moment das richtige Mittel zu finden. Daher ist bei Asthma bronchiale stets professionelle Begleitung nötig. Vergleichbares gilt für die Behandlung einer Neurodermitis (siehe auch »Anwendungsempfehlung« S. 115). Es gibt auch keine Neurodermitis, bei der nicht zeitweise Staphisagria und Ignatia eingesetzt werden müssen.

»Mich juckt es überall!« – Neurodermitis

Ein Juckreiz kann nicht nur nerven, sondern geradezu verrückt machen. Daher erhöht der Einsatz der Stressarzneien (Staphisagria und Ignatia) die Heilungschancen bei jeder *Neurodermitis*. Der Erfolg ist oft verblüffend. Das muss man nicht glauben, sondern erleben. Bei der Behandlung einer Neurodermitis hat man zwar keine lebensbedrohlichen Erstverschlimmerungen zu befürchten, aber eine juckende, nässende, gespannte, entzündete Haut kann so quälen, dass auch hier eine professionelle Begleitung sinnvoll ist.

Im folgenden Brief einer Mutter kommt der Wechsel der beschriebenen Stresslagen für die Betroffenen als ein Wechsel von Gelassenheit hin zu angespannter Gereiztheit und Verzweiflung zum Ausdruck.

»Drei Kinder – Wunschkinder. So hatte ich es mir immer erträumt. Aber alle drei (2, 5, 7) litten unter einer Neurodermitis. Diese juckende, quälende und zermürbende Hauterkrankung zehrte an allen meinen Kräften. Unser ganzes Familienleben drehte sich nur noch um die Neurodermitis unserer Kinder. Immer wieder wurde ich von dem Gedanken gequält, warum ich überhaupt drei Kinder in die Welt gesetzt hatte, wenn dann doch Krankheit und Schmerz auf sie warten und ich sie nicht davor bewahren kann? Ständig zermürbte ich mir den Kopf: Was können wir überhaupt noch essen? Wie sollen wir uns kleiden? Welche Allergie auslösenden Stoffe müssen wir meiden? Zu all dem Elend kam, dass mein ältestes Kind zum Bettnässer wurde und für mich ungestörter Schlaf zum Luxus. Betten beziehen, Juckreiz stillen, Kühlen, Cremen, Trösten – Nacht für Nacht!

Ich wurde selbst unausgeglichen und gereizt, schrie meine Kinder an, die ich doch so liebte. Mein Mann distanzierte sich innerlich von uns. Dies alles passte nicht zu seiner Kino-Klischee-Vorstellung von Familienglück. Ich versuchte, ihm alles recht zu machen: Das Haus musste sauber und aufgeräumt sein, der Garten gepflegt, die Kinder bei Laune gehalten. Aber meine innere Anspannung blieb. Die Distanz zwischen meinem Mann und mir wuchs, und meine Emotionen wechselten zwischen Liebe, Gereiztheit, Enttäuschung und Verzweiflung. Diesen Weg konnten wir nicht mehr gehen, aber nirgends gab es ein Hinweisschild ›Notausgang‹!

Hinzu kam, dass die Cortisonbehandlung der ältesten Tochter beim Dermatologen mich verzweifeln ließ. Oberflächlich heilten die Ekzeme zwar ab, aber die zarte Kinderhaut verriet, dass nach Absetzen der cortisonhaltigen Creme die Ekzeme umso heftiger wieder ausbrechen würden.

Auf Nachfrage riet uns der behandelnde Arzt zu einer homöopathischen Behandlung. Ich stand der Homöopathie sehr skeptisch gegenüber, wollte aber keinen Versuch ungenutzt lassen, meinen Kindern zu helfen. Nach einem langen und intensiven Gespräch mit dem homöopathischen Arzt folgte die erste Gabe homöopathischer Arzneimittel. Es stellten sich erstaunliche Erfolge ein: Beim jüngsten Kind heilten die Ekzeme im Gesicht ab, die Haut blieb gesund. Das Zweitgeborene verlor von jetzt auf gleich seine Verdauungsstörung. Das Kind wirkte deutlich fröhlicher, und seine gesamte Konstitution verbesserte sich. Bei dem erstgeborenen Kind konnte zumindest der Juckreiz durch die Gabe der homöopathischen Arznei stets vermindert werden, obwohl sich die Haut zunächst erheblich schlech-

ter darstellte. Die Verminderung des Juckreizes war aber eindeutig. Außerdem war mir bekannt, dass bei einer homöopathischen Behandlung zuerst die Psyche und psychosomatische Symptome, wie zum Beispiel das Bettnässen, heilen würden. Die Haut ist bei einer Heilung stets zuletzt dran. Diese ersten sehr positiven Erfahrungen mit der Homöopathie waren für mich wie ein Rettungsanker in dem weiteren Behandlungsverlauf.

Dennoch folgte zunächst eine anstrengende Zeit. Durch die Behandlung nahm ich den ständigen Wechsel der Gemütslagen bei der Tochter so richtig wahr. Immer wieder neu wurden die homöopathischen Arzneien ihren wechselnden Stimmungen und Symptomen angepasst, wobei ich ihr meist Staphisagria oder Ignatia geben musste. Zu meiner Freude hörte das Bettnässen bald auf – ich beobachtete, wie auch die innere Anspannung meiner Tochter nachließ. Sie wurde gelassener und ansprechbarer. Außerdem strukturierten wir unser Leben und Miteinander neu. Wir versuchten, alles zu vermeiden, was uns in irgendeiner Weise unter Druck setzte: Der ungeliebte Cellounterricht wurde beendet, auf den erzwungenen gemeinsamen Sonntagsspaziergang wurde verzichtet, ebenso auf ständige Ermahnungen während der Schularbeiten. Kontinuität, Vorhersehbarkeit und Gelassenheit brachte uns die ersehnte Ruhe. Mit Stresssituationen in der Schule, im Freundeskreis oder in der Familie konnten wir besser umgehen. Dank der Unterstützung durch homöopathische Arzneien waren wir Anspannungszuständen nicht mehr hilflos ausgeliefert. Was für eine Erleichterung: Rumschreien, häufiges Belei-

digtsein, das sich ständig gegenseitige Ärgern prägte nicht mehr den Geist unseres Familienlebens.

Nach einer dreijährigen Therapie mit ständigem Auf und Ab heilte auch die Haut meiner Ältesten. Es war ganz offensichtlich, dass die Hauterkrankung ein Spiegelbild emotionaler Spannungen in unserer Familie gewesen war. Jüngst bekam meine Tochter aufgrund einer allergischen Reaktion erneut Ekzeme in den Ellenbeugen, die aber durch die Gabe einer homöopathischen Arznei schnell wieder verschwanden. Wiederum war Stress der Auslöser für diese Verschlechterung gewesen.«

Soweit der Brief einer Mutter. Aber ganz generell höre ich oft: »Heilen Sie meine Haut, dann bin ich diesen Stress los.« – Es bedarf keiner großen Einfühlung, um diese Argumentation zu verstehen. Oft ist es schwer zu vermitteln, dass die Hauterkrankung nicht die Ursache des Problems ist. Wenn die Erfahrung gemacht wird, dass bei häufiger Einnahme der Arznei Besserungen – möglicherweise zunächst nur kurz – objektiviert werden können, dann erscheint ein Hoffnungsschimmer am Horizont, der theoretische Überlegungen und Zweifel vergessen lässt. Eine Neurodermitis kann Familien in größte Schwierigkeiten bringen. Unentwegtes Kratzen, vor allem nachts, kann nicht nur den Betroffenen zum Wahnsinn treiben. »Hör endlich auf zu kratzen. Ich kann das nicht mehr hören«, schreit ein Vater sein Kind an. Die Mutter: »Wie kannst du das Kind so anbrüllen?« Vater: »Durch das Kratzen wird doch alles nur noch schlimmer!« So ziehen Hilflosigkeit und Verzweiflung in das Familienleben von Neurodermitis-Patienten ein. Um ein Aufkratzen der Haut zu verhindern, binden einige Eltern ihren Kindern sogar die Hände fest. Stellen Sie sich vor, Ihnen juckt die Nase, Sie wollen sich kratzen und man hindert Sie daran! So wird Quälerei zur Folter.

In jedem Falle ist es sehr hilfreich, wenn *alle* Familienmitglieder die homöopathischen Stressarzneien einsetzen, ansonsten könnte der sich ausbreitende Stress eine Heilung erschweren. Problematisch verläuft eine Behandlung, wenn Uneinigkeit der Eltern über die Therapie besteht, wenn zum Beispiel die Mutter eine homöopathische Behandlung wünscht, der Vater diese Therapie jedoch ablehnt. Auch abfällige Bemerkungen vergiften die Atmosphäre: »Wie lange willst du das mit der Homöopathie, dieser ›Voodoo-Medizin‹, so weitermachen? Ich verstehe nicht, wie du es fertigbringst, unser Kind so leiden zu lassen!« Diese vergiftete Familienatmosphäre kann einen Therapieerfolg verhindern. Eine erfolgreiche homöopathische Behandlung einer Neurodermitis ohne den Einsatz der dargestellten Stressarzneien ist nicht möglich. Allein der Juckreiz der Haut bedeutet für jeden Neurodermitis-Patienten zumindest zeitweisen Stress pur. Der Stress verschlimmert die Haut, Juckreiz und das häufige Entstelltsein durch die kranke Haut verschlimmern den Stress – der Stress verschlimmert die Haut – ein Teufelskreis beginnt.

Anwendungsempfehlung

- Bei Allergien, Asthma und Neurodermitis sollte der Einsatz homöopathischer Arzneien wegen einer möglichen Erstverschlimmerung am besten unter Beobachtung eines in Homöopathie erfahrenen Therapeuten erfolgen. Von einer selbstständigen Therapie bei Asthma ist sogar dringend abzuraten, da es auch hier zu Erstverschlimmerungen kommen kann, insbesondere bei Krankheiten, deren Symptome früher unterdrückt worden sind! Das heißt: Die Luftnot beim Asthma und der Hautausschlag bei der Neurodermitis können sich zu Beginn verschlechtern. Allopathische Notfallmedikamente müssen wie bisher bereitgehalten werden! Auch eine bestehende orale Cortisontherapie wird zunächst weitergeführt. Lediglich cortisonhaltige Hautcremes sollten vermieden werden. Generell dürfen bisherige allopathische Medikamente nur in Absprache mit dem Hausarzt abgesetzt werden. Zu Beginn der Behandlung sollten die Allergie auslösenden Stoffe möglichst gemieden werden. Die Arzneimittelwahl richtet sich wie immer in erster Linie nach der Stimmungslage. Man beginnt mit niedrigen Potenzen, zum Beispiel Staphisagria C 12, Ignatia C 12, Natrium muriaticum C 12. Die Potenzen werden später gesteigert.
  (Siehe auch S. 192 ff. »Richtlinien für eine homöopathische Stresstherapie«.)

Infektneigung

Immer wieder eine Erkältung, immer wieder Schnupfen oder immer wiederkehrende Nasennebenhöhlenentzündungen. Immer wieder Husten. Immer wieder Halsschmerzen.

Schnupfen: Die Nase sitzt voller Schleim. Die Nase voll? Wovon? – Vielleicht von Kummer, Stress, Wut oder Überarbeitung? Ohne jeden Schnupfen psychologisieren zu wollen, deuten eine chronisch verstopfte Nase oder ein wiederholt auftretender Schnupfen aber häufig darauf hin, dass der Betroffene bewusst oder unbewusst unter Stress steht. Doch wenn widrige, stressige Umstände herrschen, wie soll da die Homöopathie helfen? Ganz einfach: Eine verstopfte Nase nervt. Deshalb ist jetzt die Einnahme von Staphisagria hilfreich. Spätestens nach zwei Stunden, in denen man immer wieder die Kügelchen gelutscht hat, müsste eine deutliche Besserung spürbar, die Nase freier sein; ansonsten wäre die Arznei falsch. Hilft Staphisagria hier eindeutig, dann lässt sich rückblickend daraus schließen, dass Stress bei der verstopften Nase eine Rolle gespielt hat.

Aber auch die anderen Stressarzneien können bei Schnupfen wirksam sein. Betrachten wir Herrn Frank, der zurzeit in homöopathischer Behandlung ist: Er wacht nachts auf, weil seine Nase verstopft ist. Das Naseputzen hat keinerlei Wirkung. Mit verstopfter Nase kann er nicht schlafen. Er könnte ja durch den Mund atmen, aber nein, er will durch die verstopfte Nase atmen. Er würde jetzt gerne Nasentropfen benutzen. Von denen hat ihm jedoch der Homöopath während der Behandlung abgeraten. Egal, was Herr Frank jetzt tut, aus seiner Sicht macht er immer einen Fehler: Einerseits will er die homöopathische Therapie fortführen und Nasentropfen nicht benutzen, andererseits ist die verstopfte Nase für ihn unerträglich und hindert ihn am Schlaf. Ignatia (situative Ausweglosigkeit)würde ihm jetzt tatsächlich helfen. Denn wenn der Schnupfen immer wieder aufflackert, wächst die Wahrscheinlichkeit, dass Herr Frank das Auf und Ab der Therapie satthat. »Ich will diese Therapie nicht mehr. Ich will nicht mehr darüber nachdenken, in welcher Resonanzebene ich mich befinde. Ich werde jetzt Nasentropfen nehmen! Ich habe nicht nur die Nase verstopft, sondern inzwischen auch die Nase voll von der gesamten Therapie.«

Causticum wäre jetzt die richtige Arznei für ihn! Doch die Erfahrung der Wirksamkeit von Causticum wird Herr Frank möglicherweise nicht machen, weil er just in diesem Augenblick jede weitere homöopathische Therapie ablehnt und nun zu Nasentropfen greifen wird, die sofortige Erleichterung versprechen. In der »Revoluzzerebene« von Causticum wird Herr Frank keinen Wert mehr auf meinen Rat legen. Deshalb hatte ich ihm zu Beginn der Therapie gesagt: »Wenn in Ihnen der Gedanke aufkommt, die Therapie abbrechen zu wollen, versuchen Sie, mit dem Kopf gegenzusteuern, und nehmen Sie sofort Causticum.« – Es muss nicht betont werden, dass Herr Frank in einer ausgeglichenen Resonanzlage Natrium muriaticum als Arznei benötigt hätte.

Die beschriebenen Arzneien sind bei Schnupfen wirksam, gleichgültig, ob die Nase verstopft ist oder läuft, gleichgültig, ob eine gleichzeitige Nebenhöhlenentzündung besteht oder ein allergisch bedingter Heuschnupfen. Entscheidend ist, die richtige Resonanz zu erkennen, wobei nicht nur die psychische Befindlichkeit, sondern auch körperliche Symptome auf die richtige Arznei hinweisen.

Kritisch bemerkt Herr Frank: »Soll ich mich dauernd selbst beobachten und versuchen herauszufinden, in welchem Stresszustand ich mich gerade befinde? – *Das* würde mich stressen.« Die Antwort lautet: »Nein, das sollen Sie nicht! Wenn Ihnen Staphisagria bei der verstopften Nase oder auch bei Halsschmerzen oder Husten geholfen hat, überlegen Sie nicht mehr! Sie folgen der Regel: *Verlasse nie eine Arznei, die geholfen hat!* Sie nehmen dann diese Arznei bei allem körperlichen oder seelischen Missempfinden. Wenn nach Einnahme der Arznei die Besserungen von Schnupfen, Kopfschmerzen oder Halsschmerzen eindeutig sind, wird Ihr Vertrauen in die Methode wachsen.«

Anwendungsempfehlung

- Gerade bei Infekten gelingt es nicht immer, die momentane Stimmungslage zu erkennen. Das macht die Arzneifindung etwas schwieriger. Beispielsweise muss Ihnen eine diskrete Gereiztheit nicht immer bewusst sein. Hier können Ihnen *körperliche* Symptome helfen, die passende Arznei zu finden (siehe hierzu S. 192 ff.). Eine einseitig verstopfte Nase spricht beispielsweise für Staphisagria, eine beidseits verstopfte Nase ist eher ein Zeichen für Natrium muriaticum.

- Staphisagria: Bei körperlichen Beschwerden. Beginn der Therapie mit C 30. Ist man durch die Symptome genervt, erhöht man die Potenz auf C 200, C 1000 und mehr.
- Ignatia: Bei »unerträglichen Beschwerden« (Die verstopfte Nase macht mich wahnsinnig) Ignatia C 1000.
- Natrium muriaticum: Bei innerer Gelassenheit C 30.
- Causticum: Beim Entschluss, die Therapie zu beenden, C 30.

Grundsätzlich gilt:

- Je stärker die psychische Belastung, desto höher die zu wählende Potenz.
- Für die Arzneimittelwahl bleibt die psychische Verfassung ausschlaggebend.

(Siehe auch S. 192 ff. »Richtlinien für eine homöopathische Stresstherapie«.)

Homöopathische Stresstherapie bei schweren und unheilbaren Krankheiten

Es gibt Krankheiten, die den Einsatz schulmedizinischer Medikamente unumgänglich machen. Auch hier kann eine unterstützende homöopathische Therapie sehr hilfreich sein. Wird beispielsweise ein Diabetiker zusätzlich homöopathisch behandelt, dient der Einsatz von homöopathischen Arzneien vor allem der psychischen Stabilisierung und der Verminderung von Stresszuständen, die durch die Krankheit ausgelöst werden. Wie viel Stress bedeutet allein eine regelmäßige Einhaltung einer Diät, die zeitlich geregelte Tabletteneinnahme, die tägliche Insulinspritze! Da Stress den Blutzuckerspiegel erhöht, wirkt sich die Vermeidung von Stress deshalb günstig auf die diabetische Stoffwechsellage aus.

Der 6-jährige Rolf ist ein lieber Bursche. Er hasst die täglichen Insulinspritzen. Und er muss die täglichen Frustrationen einer strengen Diät ertragen. Wie gerne würde er unbeschwert Süßigkeiten essen, so wie alle Kinder! Rolf muss sich ständig selbst kontrollieren. Ist es da überraschend, dass er häufig in Stresszustände gerät? Rolf: »Heute will ich keine Spritze!« Seine Mutter: »Es geht doch nicht anders. Sei vernünftig!« Rolf weint. Die Mutter ist ratlos. Welche Arznei brauchen Mutter und Rolf? – Ignatia! Insulinpflichtige Kinder wechseln ständig die Resonanzebene. Das bedeutet großes Leid, manchmal tägliche Quälerei. Das grundlegende Problem lässt sich durch Staphisagria und Ignatia nicht lösen, aber das Leid wird für alle erträglicher.

Vergleichbares gilt für eine begleitende homöopathische Therapie bei Schilddrüsenerkrankungen, Rheumatismus, koronarer Herzkrankheit und Bluthochdruck. Hier lässt sich eine Besserung der Werte erreichen, insbesondere, wenn Stress bei der Entstehung des Bluthochdrucks eine Rolle gespielt hat.

Auch bei Krebserkrankungen sind die Stressarzneien hilfreich. Nahezu jeder Patient, dem mitgeteilt wird, dass er Krebs hat, reagiert verständlicherweise zunächst verzweifelt. Dass krebskranke Menschen während ihrer Erkrankung oft in tiefste Verzweiflung fallen, liegt auf der Hand. Auch starke Tumorschmerzen können die Patienten an die Grenze ihrer Leidensfähigkeit bringen und totale Verzweiflung hervorrufen (Ignatia). Wut über die Krankheit und über die »verdammten Schmerzen« kann aufkommen (Staphisagria). Es ist beeindruckend zu erleben, wie sich die Psyche, der Schlaf, die Energie, der Appetit etc. unter Gabe der Stressarzneien zeitweise bessern und auch Tumorschmerzen erträglicher werden. Diese Menschen erleben die erhöhte Lebensqualität, auch wenn sie manchmal nur Tage anhält, wie ein Geschenk.

Anwendungsempfehlung

Wählen Sie das Arzneimittel entsprechend Ihres psychischen Zustandes:

- Bei Angespanntheit und Stress: Staphisagria C 10000, C 50000.
- Bei Verzweiflung: Ignatia C 50000.

Bei großem Leid müssen die Arzneien häufig wiederholt werden; die Arzneien wirken meist trotz gleichzeitiger Gabe von allopathischen Medikamenten – trotz Chemotherapie. Keine schulmedizinischen Medikamente eigenmächtig absetzen! Professionelle Begleitung ist unverzichtbar, da weitere homöopathische Arzneien bei schweren Krankheitsbildern benötigt werden.

(Siehe auch S. 192 ff. »Richtlinien für eine homöopathische Stresstherapie«.)

Beziehungsstress

Wenn ich verzweifelt bin, und Sie sind es auch, was glauben Sie, wie sympathisch Sie mir dann sind? Dann kann ich mit Ihnen zusammen so richtig »schön« verzweifelt sein. Sie finden mich total nett, und ich Sie auch. Ich spüre Ihre Wunden, und Sie meine. Mit anderen Worten: Einige Menschen brauchen geradezu die Verzweiflung des Partners, um sich nicht verlassen zu fühlen.

Andererseits wünscht sich der Einzelne jedoch nichts mehr als die Befreiung von verzweifelten Verstrickungen. Verliebt sich nämlich ein Ignatia-Mann in eine Ignatia-Frau, so verliebt er sich in seine eigene Störung und umgekehrt. Das Problem ist, dass sich dieses Liebespaar in einer Resonanz der Verzweiflung begegnet ist. Sie haben sich in einem Zustand kennengelernt, der ihrer wahren, unbeschwerten Natur nicht entspricht. Ebenso sucht ein Staphisagria-gestresster Mensch einen Staphisagria-Partner. Sie verlieben sich in die Sensibilität des anderen und genießen für den Augenblick die Seelenverwandtschaft, ohne zunächst die für jede Beziehung belastende erhöhte Kränkbarkeit des anderen wahrzunehmen. Sie spüren eine innere Übereinstimmung, sie haben sich gesucht und gefunden.

Es sind jedoch ihre Wunden, die den Gleichklang ausmachen. Denn in der Kränkbarkeit und Verzweiflung des anderen spiegeln sich eigene Verletzungen. Bei dem kopflastigen Bemühen, gegenseitige Kränkungen zu vermeiden, steigert sich dann im Verlauf der Beziehung die Anspannung. Die Anspannung des einen vermehrt die Anspannung des anderen, bis jedem klar wird: Solch eine Beziehung habe ich nicht gewollt! Denn in der Tiefe wünscht sich jeder natürlich eine stressfreie Beziehung.

Bei Stress kommt es zu einem häufigen Wechsel von Staphisagria- und Ignatia-Zuständen, das heißt: zunehmende Anspannung, Explosion und schließlich Verzweiflung. Das Gestresstsein etabliert sich als gemeinsamer Nenner der Ehe. Viele Beziehungen kennen einen entspannten Zustand gar nicht mehr. Je öfter und tiefer der einzelne Mensch in seiner Kindheit verzweifelt gewesen ist – zum Beispiel durch Dauerstreit der Eltern –, desto mehr neigt er dazu, Verzweiflung zu »genießen«. Wehe, der Partner erlaubt sich, einmal glücklich und fröhlich zu sein! Der im Stress Zurückgelassene wird – unbewusst – oft nichts unversucht lassen, seinen Partner auf den Boden der von ihm so erlebten Stressrealität zurückzuholen. Das Gestresstsein macht den Geist der Beziehung aus. Aus diesem Grund benötigen Partner meist dieselben homöopathischen Arzneien.

Betrachten wir einmal die Beziehung zwischen Thomas, 28, und seiner Freundin: Thomas berichtet: »Wenn es meiner Freundin und mir gleichzeitig schlecht geht, geht es unserer Beziehung jedes Mal gut. Wenn ich trotz ihres Unwohlseins einmal gut drauf bin, fühlt sie sich dadurch geradezu provoziert. Es ist tatsächlich so: Nur wenn ich mit ihr gemeinsam verzweifelt bin, dann fühlt sie sich von mir geliebt. Sie versucht, mich in ihre Stimmung hineinzuziehen.« Besser lässt es sich nicht auf den Punkt bringen: Ein Partner potenziert den Ignatia-Zustand des anderen. Die Verzweiflung des einen verstärkt die Verzweiflung des anderen. Dadurch wird jedoch jede positive Entwicklung der Beziehung behindert. Thomas: »Ich frage mich, ob das wirkliche Liebe ist oder nicht vielmehr irgendeine Art von Abhängigkeit. Meine Freundin will, dass ich genauso empfinde wie sie. Wenn ich kreativ bin, etwas verändern will, fühlt sie sich bedroht. Sie hat Angst vor jeder Veränderung!«

Im sogenannten »Totstellreflex« verhaftet spürt die Freundin in der Kreativität von Thomas ihr eigenes, nicht gelebtes Leben. Was gibt es Schlimmeres als die Erkenntnis, nicht richtig zu leben!? Wenn die Lebendigkeit eines Partners durch ängstliche Fixierungen des anderen behindert wird, ist die Beziehung jedoch in größter Gefahr. Denn einen Zustand von Unbeschwertheit gibt es nicht. Jeder zieht unbewusst Gewinn aus der Schwäche des anderen, wobei die Verzweiflung des anderen die eigene Verzweiflung relativiert. Gegenseitig akzeptierter narzisstischer Missbrauch ist dann der Geist dieser Beziehung.

Genau genommen will ein jeder, dass der andere genauso sein soll, wie er ihn sich vorstellt. Jede Eigenständigkeit wird als Kränkung erlebt. Beide wollen die Beziehung, beide wollen aber nicht *so* eine Beziehung. Beide sehen keinen Weg, um sich zu befreien. Beide finden sich in immer gravierenderen Ignatia-Zuständen wieder. In solchen

Fällen ist neben einer homöopathischen Unterstützung sicherlich auch eine entsprechende Paartherapie ratsam, um die zugrunde liegende Beziehungsdynamik aufzuarbeiten.

Ein anderes Beispiel: Was läuft falsch bei dem freundlichen Ehepaar Hessberg, das seit 15 Jahren verheiratet ist? Immer, wenn Frau Hessberg ihrem Mann die Lektüre eines von ihr geschätzten Buches nahelegt, kann sie sicher sein, dass er es nicht lesen wird. »Warum kann er nicht mir zuliebe dieses Buch lesen? Dieses Buch ist mir so wichtig!« Nicht, dass Herr Hessberg uninteressiert wäre, aber durch Unterdrückungen bereits Staphisagria-geschädigt reagiert er auf »Kannst du mir diesen Gefallen nicht tun?« allergisch. Hinter der Bitte seiner Frau wittert er sofort narzisstische Ansprüche wie »Du sollst das machen, was *ich* wünsche!«. Schon oft hat er in seinem Leben seine eigenen Interessen verleugnet, seinen Eltern und Lehrern gehorcht. Er empfindet das Ansinnen seiner Frau als unzulässigen Manipulationsversuch. Herr Hessberg schützt sich, grenzt sich ab – ein liebevolles Eingehen auf die Wünsche seiner Frau ist ihm zurzeit nicht möglich. Frau Hessberg ist enttäuscht und beginnt, sich zu distanzieren.

An einem sonnigen Samstagmorgen dann schlägt Herr Hessberg gutgelaunt vor: »Was hältst du davon, mein Schatz, wenn wir bei diesem schönen Wetter eine Fahrradtour machen?« – Sie: »Ich schlafe doch noch halb, und du stellst mir schon Fragen. Kann man nicht wenigstens am Samstag in Ruhe ausschlafen?« – Beim gemeinsamen Frühstück fragt er nach: »Wie wäre es jetzt mit einer Fahrradtour?« – »Darf ich vielleicht erst mal in Ruhe zu Ende frühstücken?« Nachmittags versucht Herr Hessberg es noch einmal vorsichtig: »Wäre ja doch schön, bei dem Wetter eine kleine Radtour zu machen.« Sie explodiert: »Musst du immer alles verplanen? Wenn du unbedingt Fahrrad fahren willst, dann mach es doch! Lass mich mit *deinen* Wünschen in Ruhe! Gehst du denn auf *meine* Wünsche ein?« – Der Mann knallt die Haustür hinter sich zu und sucht Trost im nächsten Biergarten.

Warum kann Frau Hessberg nicht liebevoll akzeptieren, dass ihr Mann zurzeit das Buch nicht lesen will? – Warum kann Herr Hessberg nicht verständnisvoll darauf eingehen, dass seine Frau offensichtlich keine Lust auf eine Fahrradtour hat? Beide erleben die Abgrenzung des Partners als Lieblosigkeit, als Kränkung. Jeder hat den anderen mit seinen Wünschen bedrängt, das Nein ignoriert. Tragischerweise halten sich beide aber für »lieb«. Sie hat ihn doch so »lieb« darum gebeten, das Buch zu lesen; er hat doch so »lieb« die gemeinsame Fahrradtour vorgeschlagen. Keiner kann die eigene Selbstbezogenheit erkennen.

Die Arznei, die bei narzisstischen Kränkungen helfen kann, zerstörerische Kettenreaktionen zu entschärfen, ist Staphisagria. In der geschilderten Beziehung wäre eine häufige Einnahme nötig. In der Realität scheitert dies allerdings oft, weil jeder der Betroffenen sich selbst für gesund hält und die »Störung« nur beim anderen sieht.

Chronisch gereizt sind viele Paare mit ihrem Leben nicht zufrieden. Bagatellkonflikte eskalieren zu einer emotionalen Katastrophe, wie im folgenden Dialog am Beispiel eines

Ausflugs deutlich wird. Eigentlich wollte keiner von beiden diesen Ausflug. Jeder nahm fälschlicherweise an, dem anderen damit eine Freude zu machen.

Sie: »Wollen wir nicht spazieren gehen?« – Er: »Seit wann hast *du* denn Lust, spazieren zu gehen?« – Sie: »Ich denke, *du* gehst gerne spazieren!« – Er: »Habe ich das gesagt?« – Sie: »Warum sind wir dann hierhergefahren?« – Er: »Das frage ich mich auch!« – Sie: »Verstehe ich dich recht, dass du eigentlich überhaupt keine Lust gehabt hast, mit mir einen Ausflug zu machen?« – Er: »Du kannst einen wirklich wahnsinnig machen!« – Sie: »Hör mal zu, such dir demnächst eine andere, mit der du deine Ausflüge machst!« – Er: »Das ist wirklich eine Überlegung wert!«

Im Grunde ist es tragisch: Beide stehen unter beruflichem Dauerstress und produzieren paradoxerweise immer mehr Anspannung. Jeder erhofft vom Partner die Befreiung aus der *eigenen* Anspannung, stattdessen wird die Anspannung ungewollt gesteigert. Welch elende Situationen! Zu wenig, um sich scheiden zu lassen, zu viel, um es weiterhin auszuhalten! Die Staphisagria- und Ignatia-Wechselbäder lassen sich nicht vermeiden. Kommt es irgendwann zu einer Scheidung, beklagen sich dann beide über die erlittenen Missachtungen durch den anderen.

Viele Frauen kennen das: Er kommt schlechtgelaunt nach Hause. Aus Angst vor seinen cholerischen Ausbrüchen tut sie alles, um ihn zu schonen. Sie bemüht sich, alles in seinem Sinne zu regeln. Nun kann er seine Frau als Kellnerin, Gärtnerin, Köchin, Erzieherin ihrer Kinder, als Putzfrau, Stubenmädchen, Gesellschafterin und nächtliche Maitresse genießen. Er hat wirklich eine wunderbare Frau! Wenn die Frau das alles schluckt und irgendwann – am Ende mit ihrer Kraft – explodiert, ruft er plötzlich besorgt aus: »Aber Schatz, was ist denn mit dir los, warum bist du denn so aggressiv?« Nun aktiviert er seine im Arbeitsleben antrainierte opportunistische Unterwürfigkeit und hält diese für den Ausdruck einer ihm innewohnenden, liebevollen Friedfertigkeit.

Gehorsam wickelt er also das Baby, ist an einem Wochenende *ganz* für die Kinder da, besticht seine Frau mit einem egozentrischen Blumenstrauß und will damit sagen: »Bitte sei doch wieder so wie früher!« Die Anspannung aber ist zunächst nur unter den Teppich gekehrt, keinesfalls beseitigt. Der Dauerstress überträgt sich infolgedessen auf die Kinder, die nun ebenfalls angespannt oder aggressiv werden. Es erübrigt sich festzustellen, dass die beschriebenen Wechselwirkungen für alle Beteiligten Leid bedeuten.

Beide Partner fühlen sich nicht mehr wohl in der Beziehung und strahlen den Vorwurf aus: »Du liebst mich nicht mehr, du hast kein Interesse mehr an mir!« Dieser nonverbale Vorwurf macht Druck und ist ein verzweifelter Versuch, eine erloschene Liebe wieder zum Leben zu erwecken. Doch Druck ist das, was beide nicht mehr ertragen können, das, was die Krise ausgelöst hat. Eigentlich wollen beide ja eine liebevolle, zärtliche Beziehung. Sie ist aber in den bestehenden Staphisagria- und Ignatia-Stresszuständen nicht möglich, denn jeder soll letztlich nur den Erwartungen des anderen entsprechen. Eine häufige Einnahme von Staphisagria und Ignatia in den beschriebenen Stresszuständen kann viel bewirken. Häufig hat sich jedoch eine durch Kränkungen entstandene unterdrückte Wut derart verselbstständigt, dass eine Rettung der Partnerschaft nicht mehr möglich ist – vor allem dann nicht, wenn äußerer, unvermeidbarer Dauerstress den Alltag belastet.

Unter Stress gerät beispielsweise ein erfolgsverwöhnter Manager, der einen neuen Chef bekommt, der wiederum Spaß darin findet, seine Mitarbeiter durch unberechenbares Drangsalieren seine Macht spüren zu lassen. Die Arbeit wird zur Qual. Zu Hause erwarten ihn dann pubertierende Kinder, die mit täglichen Auseinandersetzungen Grenzen austesten, oder pflegebedürftige Eltern, die seine Unterstützung brauchen, oder eine inzwischen ausgelaugte Ehefrau, die bisher liebevoll versucht hat, ihm sein Leben zu erleichtern. Das inzwischen viel zu kleine Haus erlaubt keinerlei Rückzugsmöglichkeiten. Chronisch ausgebrannt flüchtet er in eine innere Emigration. Ein zweites Mal würde er nicht heiraten, keine Kinder in die Welt setzen und nicht noch einmal seinen Beruf wählen.

Seine Frau versucht, seine zurückgezogene Schweigsamkeit immer wieder zu durchbrechen. Sie klagt: »Mit ihm kann man nicht reden. Er schweigt mich tot.« Eine vorgeschlagene Ehetherapie wird von ihm als überflüssig zurückgewiesen, *er* sei ja nicht *krank*. Wie diese Geschichte endet? Einer von beiden geht fremd, und der schon lange ins Rollen gekommene Stein der Ehezerstörung wird nun für jeden sichtbar. Stress kann Familien zerstören.

Ist eine Frau (oder der Mann) tatsächlich fremdgegangen, nimmt das Verhängnis seinen Lauf. Keiner hat das gewollt. Der Ausbruch aus der Beziehung ist Ausdruck der Sehnsucht, sich von Kopflastigkeit und Anspannung zu befreien. Wenn *auf diese Weise* eine neue Liebesbeziehung beginnt, welche eine Ehe zerstört und den Kindern die Familie raubt, geschieht dies zwanghaft. Der Entschluss zur Trennung geschieht meist in einer Causticum-Resonanz. Nach einiger Zeit bemerken dann die Partner, dass sie in dieselben Teufelskreise geraten sind wie früher. Die Stressbereitschaft hat sich in der neuen Beziehung fortgesetzt, und die Enttäuschung ist groß. Wiederum wird die Beziehung zur Hölle. Die Partner spiegeln sich negativ und machen sich gegenseitig für das Scheitern verantwortlich. Wiederum wird im erneuten Ausbrechen aus der Beziehung eine Lösung der Probleme gesucht. Die Sehnsucht nach einem verständnisvollen Partner wird zu einer verzweifelten Lebensaufgabe.

Eine Frau, 26, versucht es über das Internet: »Es ist wie ein Zwang, den Computer einzuschalten. Wenn ich wie süchtig nächtelang das Internet nach Kontaktanzeigen durchforste, ist das doch nicht normal! Warum kann ich nicht sagen: ›Gut, es soll jetzt nicht sein. Ich finde jetzt keinen Partner, ich muss einfach Geduld haben und warte ab.‹«

Diese Aussage beschreibt einen typischen Ignatia-Zustand: Einerseits treibt es diese Frau ins Internet, andererseits hält sie ihr Verhalten für »nicht normal« und entwertet sich dadurch selbst. Würde sie in dieser Situation oft Ignatia einnehmen, könnte das zwar ihr Problem nicht lösen, einen Partner zu finden, aber sie würde zu einer größeren, inneren Ruhe zurückfinden und weniger unter ihrer Situation leiden. Allerdings sollte sie zusätzlich auch an ihren Lebensumständen arbeiten. Die Einsicht in die unterschiedlichen Resonanzen und die konsequente Abdeckung der jeweiligen Zustände mit dem passenden Mittel hat nachweislich bei vielen zu einer veränderten Lebensführung beigetragen. Die Stresspathologie nimmt im Laufe der Zeit spürbar ab – insbesondere die leidvolle Zwanghaftigkeit.

Anwendungsempfehlung

- Bei Anspannung oder Wut oder wenn Sie etwas schlucken müssen, was Sie nicht wollen: Staphisagria C 10000, C 50000.
- Bei »Ich halte es nicht mehr aus! Ich will raus aus der Beziehung – Ich will nicht raus aus der Beziehung!«: Ignatia C 10000, C 50000.
- Bei »Ich ziehe aus. Keine Diskussion mehr!«: Causticum C 1000.

(Siehe auch S. 58 ff. »Stress macht krank« sowie S. 192 ff. »Richtlinien für eine homöopathische Stresstherapie«.)

Stress im Bett

Durch beruflichen Dauerstress fühlt sich ein Ehemann nur noch schlecht, schlecht, schlecht! Stellenkürzungen im Betrieb haben für ihn zur Folge, dass er zusätzliche Aufgaben übernehmen muss, die objektiv nicht zu schaffen sind. Er fühlt sich emotional und körperlich bis zur Wurzel abgegrast. Zu den unvermeidbaren Anforderungen in der Firma kommen die Erwartungen seiner Frau und seiner Kinder: Alle wollen etwas von ihm. Er ist am Ende seiner Kraft. Dankbar für die zu erwartende Entspannung seufzt er sich abends ins Bett. Und nun passiert etwas ganz »Schlimmes«, denn seine Frau kriecht zu ihm unter die Decke. Sein Gedanke: »Nicht schon wieder, wir haben doch gestern erst!« Widerwillig erfüllt er seine eheliche Pflicht und nimmt sich vor, am nächsten Abend erst dann ins Bett zu gehen, wenn seine Frau schon schläft. Irgendwann wird er genervt seine Frau zurückweisen. Diese wird seine Zurückweisung als Kränkung erleben. Der Mann kann nichts mehr geben und weist jeden an ihn gerichteten Wunsch zurück. Um sich nicht erneut einer verletzenden Ablehnung auszusetzen, vermeidet *sie* nun jede Annäherung. Ungewollt befinden sich jetzt beide in einem Zustand, der keine wirkliche Entspannung mehr zulässt.

Hin und wieder versucht sie erneut, auf ihren Mann zuzugehen. Sofort fühlt er sich unter Druck gesetzt und bekommt schließlich Erektionsprobleme. Seine Anspannung nimmt zu, und verheerenderweise versucht er, die entstehenden Probleme mit dem Kopf zu lösen. Er stellt beim Sex Fragen wie: »Tut es weh?, Mache ich alles richtig?« Das Gerede nervt seine Frau kolossal. Sie spürt, dass er *so* alles kaputtmacht, und fährt ihn an: »Hör doch endlich auf zu quasseln!« Sie bringt es damit auf den Punkt. Denn weniger reden bedeutet in diesem Fall auch »Hör auf zu denken, lass dich fallen, sei einfach du selbst!«.

In dem hier geschilderten Beispiel ist der Einsatz von Staphisagria sehr Erfolg versprechend. Staphisagria-Menschen denken zu viel, sie machen aus Sex einen angespannten Akt der Gespaltenheit – gestresste Liebe. Der Mann kann sich nicht hingeben. Staphisagria-typisch denkt er beim Sex, beobachtet sich und seine Partnerin, nimmt seine nachlassende Erektion wahr. Wenn die Frau eines Tages bemerken sollte, dass ihr Mann lieber onaniert, als mit ihr zu schlafen, ist für sie die Katastrophe perfekt (Ignatia). Ihr Mann kann offensichtlich Nähe nicht mehr ertragen. Seine Einstellung zum Sex ist ambivalent: Einerseits möchte er aus Angst vor weiterem Versagen lieber nicht, andererseits bedeutet Sex für ihn eine Chance zur kurzzeitigen Entspannung. Die sexuellen Sehnsüchte nehmen mit zunehmender Impotenz zu, und die Potenzmittelindustrie freut sich über steigende Umsätze.

Viele Paare können über die beschriebenen Interaktionen in eine Beziehungskrise geraten, in der ihnen gemeinsamer Sex über Monate, schlimmstenfalls über Jahre nicht möglich ist. Die Frau sucht dann oft die Schuld bei sich, in ihrem Alter, ihren Falten, in ihren Brüsten, ihrem Po... Und nun passiert es: Der »Erlöser« naht, in Gestalt eines »umwerfenden tollen« Mannes, der ihr »zufällig« begegnet. Seine mit lustiger Sprücheklopferei parfümierte Oberflächlichkeit missversteht sie als lebensbejahende Ausgeglichenheit. Des Schönlings Augenzwinkern glättet ihre Falten, bleicht ihre zigarettengraue Haut, strafft ihre erschlafften Brüste. Die Luft hängt voller Geigen – eine erste wohlige Trommelfellschwingung im Ohr des Scheidungsanwaltes. (In dem beschriebenen Beispiel sind Mann und Frau natürlich austauschbar.)

Ein anderes Beispiel: Für eine 30-jährige Frau wurde klar: Der Koitus in der Missionarsstellung ist ein Ausdruck jahrhundertelanger Unterdrückung der Frau durch den Mann. Deshalb bestimmte nun die Frau, wie der Koitus stattzufinden habe, und zwar ausschließlich so, dass sie rittlings auf dem Mann sitzend den Akt vollzog. So und nicht anders! Es überrascht nicht, dass der Mann, der in seiner Liebesbedürftigkeit versucht hatte, sich dem Willen seiner Frau zu unterwerfen, neben verschiedenen Krankheiten eine Erektionsschwäche bekam und impotent wurde. Nachdem die Frau ihren Mann psychosexuell »erfolgreich« kastriert hatte, trennte sie sich von ihm, weil sie ihn unerotisch fand.

Wenn zwei verliebte Menschen unter Stress geraten, reduziert sich ihre Sexualität zunehmend auf den Wunsch nach Stressabbau. Letztlich geht es dann nur noch um das Ego, und der andere wird benutzt. Da *diese* sexuelle Begegnung nicht befriedigend ist, wird die Erfüllung bei einem neuen Partner gesucht. Der nächste Partner wird selbstverständlich für den wiederum unerfüllten Orgasmus verantwortlich gemacht. Zunahme an Stress führt so zu einer Zunahme an Narzissmus und dadurch stets zu einer Verminderung an Liebesfähigkeit.

Die Einnahme von Staphisagria bietet die Chance, durch Verminderung von Stress wieder liebevoller miteinander umzugehen. Es ist banal und für manche kaum zu fassen, welch fundamentale Veränderungen durch Stress ausgelöst werden. Aber nimmt nicht jeder von uns augenblicklich die negativen Impulse wahr, die von einem gestressten Menschen ausgehen?

Wenn ein stets angespannter Ehemann bei jeder Kleinigkeit genervt reagiert, überträgt er seine Anspannung auf die Ehefrau. Ein häufig psychisch instabiler Mann wird für eine Frau unattraktiv. Im aggressiven Gestresstsein des Mannes liegt dann das Problem, wenn im Bett nichts mehr läuft. Ein psychisch instabiler Mann ist kein Fels in der Brandung, keine Schulter, an der sich eine Frau anlehnen möchte. Seine Kränkbarkeit, sein beleidigtes Schweigen, seine Zornesausbrüche sind für die Frau unerotisch. Sie wird immer unzufriedener und verliert das sexuelle Interesse, nach dem Motto: »Ich habe noch ein Kind zu Hause: meinen Mann!« Die dem Mann ursprünglich entgegengebrachte Achtung nimmt auf diese Weise immer mehr ab. Umso mehr wird der Mann aggressiv Respekt einfordern.

Das therapeutische Ziel kann nun aber nicht darin bestehen, die Ehefrau von ihrer sexuellen Appetitlosigkeit, sondern den Mann von seiner unattraktiven Daueranspannung (Staphisagria) zu befreien und damit die Ehe vor destruktiven Interaktionen zu bewahren.

Auch wenn ein Mann seinen Stress durch Sex abbauen will, kann es passieren, dass sie seine Liebeswünsche zurückweist. Gestresst ist es ihm unmöglich, sich in seine Frau einzufühlen, und er missversteht ihre Müdigkeit als Ablehnung. Auf ihr »Heute nicht« heuchelt er Verständnis, doch zu der von ihm ersehnten sexuellen Entspannung ist es nicht gekommen. Am nächsten Tag erlebt die Frau ihren Mann mürrisch und schlechtgelaunt. Sein Vorwurf: »Du bist ja immer nur müde.« Sie spürt die Anspannung ihres Mannes, schwankt zwischen Ablehnung seiner sexuellen Wünsche und deren Erfüllung. Durch diesen unausgesprochenen Druck fühlt sich die Frau zunehmend bedrängt. Sie will kein bloßes »Druckablassventil« für ihren Mann sein.

Die Atmosphäre zwischen den beiden ist gekennzeichnet durch einen zunehmenden Verlust an Ehrlichkeit und Ursprünglichkeit. Harmoniesüchtig fürchtet einer den anderen zu verletzen. Die Ehe gerät aus dem Gleichgewicht. Und manch einer ergeht sich dann in Fremdgeh-Fantasien oder begeht reale Ausbrüche (bei einer »guten Gelegenheit« einen One-Night-Stand) etc.

Aber auch in anderen Fällen kann Sex zum Problem bzw. sogar zum Dauerproblem werden. Eine 30-jährige Frau berichtet, dass sie den Sex nie richtig genießen kann, weil sie sich meist wie blockiert fühle. Sie käme nie in einen Zustand der entspannten Selbstvergessenheit. Warum? »In dem Augenblick, in dem ich spüre, dass ich die Kontrolle über mich verlieren könnte, bekomme ich Angst, Angst vor Verletzung, Angst vor Verwundung.« Bei näherem Nachforschen stellt sich heraus, dass in der Kindheit ihre Unbefangenheit und Spontaneität stets mit Reglementierungen und kritischen Kommentaren begleitet worden waren, sodass sie sich in einem Zustand der permanenten Selbstbeobachtung und Selbstkontrolle befand: »Du musst nicht so blöd rumhopsen, wenn du dich freust! – Weißt du, wie albern du aussiehst, wenn du ärgerlich bist? – Halte dir beim Lachen die Hand vor den Mund, sonst sieht man dein Zahnfleisch! – Bei deinen dicken Beinen kannst du keinen Minirock tragen! – Kind, dein Busen wird immer größer – das sieht ja schrecklich aus!«

In Augenblicken der Unbeschwertheit oft verletzt wurde bei dieser Frau jeder Hauch von Selbstvergessenheit mit angespannter Alarmbereitschaft konditioniert. Wie soll eine Frau, deren Selbstsein derart beschämt worden ist, Sex unbeschwert genießen können? Ihren Eltern war Sexualität peinlich. Und diese Haltung begleitet sie auch in ihrem Erwachsenenleben: »Du stöhnst nicht genug beim Sex! – Du könntest mal ein bisschen abnehmen! – Du bist mir zu passiv!« Im Echo der Ansprüche ihres Partners vernimmt sie die elterlichen Stimmen: »Du sollst so sein, wie wir dich uns wünschen!«

Dieses Beispiel scheint extrem zu sein, ist es aber nicht, wie in der Praxis ähnliche Erfahrungen von Frauen zeigen. So selten ist es nämlich nicht, dass ein Mann mit stattlichem Bierbauch zur optimalen Erfüllung seiner sexuellen Wünsche eine Gewichtsreduktion bei seiner Frau einfordert… Bei solchen sich fortsetzenden Kränkungen erfährt allerdings jede Therapie ihre Grenzen.

Anwendungsempfehlung

- Wenn Sie durch Ihren Partner genervt sind: Staphisagria C 10000, C 50000.
- Mögen Sie seine/ihre Nähe nicht mehr? Staphisagria C 10000, C 50000.
- Wenn Sie schwanken zwischen »Eigentlich müsste ich mal wieder mit ihm/ihr schlafen, hab aber keine Lust mehr, doch er/sie braucht es mal wieder!«: Ignatia C 50000.

Insgesamt langdauernde Therapie. Eine professionelle Begleitung ist empfehlenswert und zusätzlich eine psychotherapeutische Paartherapie sinnvoll. Ein zu langes Hinauszögern einer Therapie verschlechtert die Prognose. Das Problem mutig angehen!

(Siehe auch S. 58 ff. »Stress macht krank« sowie S. 192 ff. »Richtlinien für eine homöopathische Stresstherapie«.)

Gestresste Familien

Kinder im Stress – Schulstress

»Wenn du unsere Erwartungen nicht erfüllst, werden wir dich unsere Enttäuschung spüren lassen, denn wir meinen es ja nur gut mit dir. Wenn du brav bist, werden wir unseren Liebesentzug wieder aufheben.« Eine solche oder ähnliche Gesinnung ist Ausdruck narzisstischer Projektionen auf die eigenen Kinder. Durch die Ritzen einer freundlichen Fassade schimmert die Bedrohung: »Ich muss mir die für mich lebensnotwendige Liebe meiner Eltern durch Anpassung und Wohlverhalten verdienen.«

Auf diese Weise werden Selbstkontrolle und Selbstdressur anerzogen, verinnerlichter Dauerstress als normal erlebt. Welch gewaltiger Druck lastet auf einem Kind, dem die Mutter sagt: »Deine schlechten Noten machen mich krank! Was tust du mir an?«! Was tun Kinder nicht alles, um ihren Eltern Schmerzen zu ersparen! Weil gute Leistungen mit einem Streicheln des Selbstwertgefühls belohnt werden und schlechte Leistungen mit Liebesentzug, passen sich viele Kinder an, zwingen sich zum Klavierunterricht, zu guten Leistungen in der Schule oder im Sport. Schließlich wollen die Eltern auf ihre Kinder stolz sein.

Intuitiv spürt ein Kind die große Kränkbarkeit seiner Eltern und versucht durch Wohlverhalten, Auseinandersetzungen und Anspannungen zu vermeiden. »Wenn du unsere Erwartungen nicht erfüllst, geht es *uns* schlecht!« Dieser Appell versetzt in angstvolle Anspannung – ein Stresskeim, der seine Ausläufer bis hin ins Erwachsenenalter treibt. Möglicherweise wird dem Kind erst viele Jahre später der narzisstische Missbrauch durch seine Eltern bewusst werden. Mit Bitterkeit stellt zum Beispiel eine 30-jährige Frau fest: »Genau betrachtet hat mich meine Mutter nicht geliebt, sondern war nur mit sich selbst beschäftigt!«

Kaum einer, bei dem nicht auch die Schule selbst eine Stressbereitschaft gebahnt hätte. Schon so manch einer hat in seiner Schulzeit massive Kränkungen hinnehmen müssen, die zu einer Überempfindlichkeit sogar gegenüber banalen Kränkungen im späteren Leben geführt hat. Dies trifft umso mehr zu, je weniger emotionalen Schutz der Schüler/die Schülerin im Elternhaus erfahren hat. Jede Kränkung, die geschluckt werden muss, bedeutet Stress. Diese Menschen laufen oft als Dauerbeleidigte im Leben herum, wobei sie ihre durch den Kränkungsstress ausgelöste Reifungsblockade nicht wahrnehmen. In der Schule ist Druck ein selbstverständliches Koordinatensystem, das nicht hinterfragt wird.

»Was ist die größte Kränkung, die Sie jemals in Ihrem Leben erfahren haben?«, fragte ich eine 50-jährige Frau. Nach kurzem Zögern weinte sie hemmungslos. »In der Volksschule hatten wir die Aufgabe, ein Huhn zu malen. Ich malte einen Körper mit zwei Beinen. Als ich mir das

Bild noch einmal ansah, bemerkte ich, dass ich die Beine zu weit hinten gemalt hatte. Das Huhn drohte nach vorne überzukippen. Deshalb malte ich dem Huhn vorne zwei weitere Beine.« Die Lehrerin glaubte, ein Kind vor sich zu haben, das nicht einmal wusste, dass ein Huhn nur zwei Beine hat – so ein Dummchen! –, und lachte ihre Schülerin aus. Diese Verspottung hat – wie wir sehen – solche Wunden gerissen, dass selbst nach so langer Zeit diese Frau schon beim Erinnern weinen musste. Es wäre seinerzeit pädagogisch klüger und einfühlsamer gewesen anzuerkennen, dass die kleine Schülerin nur versucht hatte, ihren Schöpfungsfehler auszugleichen! Und: Ein liebloser oder zynischer Lehrer löst bei vielen Kindern zudem eine Lernverweigerung aus. Die negativen Konsequenzen einer solchen Lernverweigerung muss das Kind auslöffeln, und auch seine Eltern, die sich häufig auf den Kopf stellen müssen, um ihr Kind zum Lernen zu motivieren.

Was ist davon zu halten, wenn ein Lehrer zu seinem Schüler sagt, dass er fürs Gymnasium zu blöd sei? – In diesem Fall hatte sich der Schüler revanchiert und seinerseits den Lehrer blöd genannt. Niemand schützte ihn vor den Strafen, die dann folgten. Was für einen Sinn sollen diese Strafen haben? Das Bestrafen rückt oft lediglich die Machtverhältnisse zurecht. Der Schüler hatte Regeln gebrochen, die von der Erwachsenenwelt selbst nicht eingehalten worden waren – fortan unterdrückt er seine Wut. Hier lässt sich der Unterschied zwischen vorgelebter Erziehung und Dressur erkennen.

Die Idealisierung einer rigorosen Erziehung und selbstgefälliges Beweihräuchern einer kompromisslosen *Konsequenz* bieten den Kindern das Bild übermächtiger, unbarmherziger Erwachsener. Das geht manchmal so weit, dass Kindern bewusst Stress zugemutet wird – in der irrtümlichen Annahme, sie auf diese Weise auf die Härten des Lebens vorzubereiten. Doch Kinder werden auf diese Weise keineswegs gegen Stress immunisiert, sondern ganz im Gegenteil bereits in frühem Kindesalter stressgeschädigt. Je größer die von der Mutter/den Eltern gewährte Geborgenheit in der frühen Kindheit, desto belastbarer sind Kinder in ihrem späteren Leben. Stress in der Kindheit vermindert die Belastbarkeit im Erwachsenenalter. Je weniger Stress in der Kindheit, desto weniger Stressbereitschaft als Erwachsener.

»Sei du selbst. Du musst dir meine Liebe nicht verdienen!« Diese bedingungslose Liebe haben viele Menschen in ihrer Kindheit nicht kennengelernt. Eine narzisstische Mutter beispielsweise, die eine Woche lang zur Strafe mit ihrem Kind nicht spricht, das Kind mit dem Terror ihres beleidigten Gesichts traktiert, vermittelt dem Kind, dass es sich anpassen muss, um geliebt zu werden.

Irgendwann hält das Kind diese Atmosphäre nicht mehr aus. Geringster Druck bei alltäglichen Lebensvorgängen provoziert Widerstand. Banale Aufforderungen, sich die Zähne zu putzen, den Tisch zu decken, den Mülleimer zu leeren, werden mit Bockigkeit beantwortet und als Druck empfunden (Staphisagria). Die kompromisslose Forderung, das Kinderzimmer *jetzt* und nicht später aufzuräumen, treibt manch ein Kind bereits in die Verzweiflung (Ignatia). In diesen Situationen sind Eltern oft fassungslos. Das Scheitern der bisherigen Erziehungsdressur wird durch den reaktiven kindlichen Protest (Causticum) offensichtlich: Ein Pubertierender weigert sich, den Computer auszuschalten, früher ins Bett zu gehen, Hausaufgaben zu machen und so weiter. Die Brüllorgie des entnervten Vaters mit: »Die schlampigen Hausaufgaben werden neu gemacht! Du bleibst heute zu Hause!« bleibt wirkungslos.

Jahrelang hat das Kind geschluckt, geschluckt, geschluckt, Dauerstress als Normalität erlebt. Förderprogramme bereits ab Babyalter, durchorganisierte Freizeitaktivitäten, stundenlanges Stillsitzen in der Schule, Nachhilfeunterrichte am Nachmittag etc. – Für Freunde oder bloßes Faulenzen, für Spaß gab es keinen Raum mehr. Eine chronische Gereiztheit der überlasteten Eltern bestimmte die Familienatmosphäre. Jetzt hat der Jugendliche vom Schlucken die Nase voll und opponiert. Auf den jahrelangen Druck folgt unvermeidlich der Gegendruck (Causticum), eigentlich ein Fortschritt im individuellen Reifungsprozess, wie ich es in diesem Buch schon erwähnt habe. Der Pubertierende verweigert sich. Manche Eltern fühlen sich demgegenüber völlig hilflos und gehen den Weg des vermeintlich geringsten Widerstandes. Indem sie behaupten, ihr Kind sei jetzt selbstständig, überlassen sie das Kind sich selbst und erklären die Erziehungsarbeit für abgeschlossen.

Andere erhöhen den Druck: »Was war heute in der Schule los?« – »Was hat der Lehrer gesagt?« – »Hast du die Klassenarbeit schon zurück?« – »Hast du die Hausaufgaben gemacht?« – »Hast du die Vokabeln schon gelernt?« – Der Jugendliche muss ein Dauerbombardement von Fragen erdulden und wird engmaschig kontrolliert. Die Folge: Er verhält sich immer renitenter.

Was sollen die Eltern tun? Bloß keinen Druck mehr! Es erfordert Mut zum Umdenken, um paradox zu reagieren. Bei gleichzeitiger Gabe einer entsprechenden Arznei – hier Causticum – wird sich die Contra-Stimmung des Pubertierenden entschärfen. Ein gewaltsames Durchsetzen des elterlichen Diktats dagegen würde den Stress verstärken. Obwohl Fehlverhalten, Lernverweigerung und kindliches Schulversagen oft eine Folge von Druck- und Stressmachen sind, wird aus Ratlosigkeit wiederum auf Verhaltensmuster zurückgegriffen, deren Erfolglosigkeit sich bereits offensichtlich erwiesen hat. Anders gesagt: Wenn Nachsichtigkeit nicht *sofort* zum gewünschten, schulischen Erfolg führt, wird erneut Druck gemacht. Das Ausbleiben besserer Schulnoten dient geradezu zur Rechtfertigung für erneute Stressmacherei: Ganz ohne Druck gehe es eben nicht …

Oft enthüllen Eltern und Lehrer auf diese Weise unfreiwillig, dass ihr eigener kindlicher Lernprozess unter ebensolchem Druck stattgefunden hat. Sie meinen, weil aus ihnen etwas geworden sei, könne Druck nicht so schädlich sein. Stressfreies Lernen wird für eine naive Illusion gehalten.

Marcel, 12, gerät deshalb so schnell unter Druck, weil sich seine Familie wegen der Arbeitslosigkeit seines Vaters in Daueranspannung befindet. Jedes Lernen erhöht seine Anspannung. Trotz großer Mühen schafft er es nicht, sich die Vokabeln einzuprägen. Es ist zum Verzweifeln (Ignatia). Optimale Leistungen sind aber nur in einem entspannten Zustand möglich. – Versetzen Sie sich bitte in die Lage von Marcel: Er kann aufgrund seiner Angespanntheit eine gestellte Aufgabe nicht in Ruhe lösen. Die Erfolglosigkeit erhöht den Stress, und schließlich kann er keinen klaren Gedanken mehr fassen; er resigniert. Ein Schlag für sein Selbstbewusstsein! Er hält sich für doof. Marcel braucht jetzt Trost und Ermutigung – keine Daumenschrauben, denn seine Anspannung verhindert Leistung.

Aber auch Kinder, die beim Üben zu Hause alles gekonnt haben und bei der Klassenarbeit versagen, haben ebenso wie Marcel eine Stressblockade, die mit Staphisagria und Ignatia überwunden werden kann.

Marcels Eltern stehen wegen ihrer existentiellen Sorgen selbst so unter Druck, dass ihnen für die Lage ihres Kindes jede Wahrnehmung fehlt. »Die Hausaufgaben werden *jetzt* gemacht, sonst darfst du nicht nach draußen!« – Es wird nicht realisiert, dass Marcel gleich nach der Schule viel zu müde ist. Stellen sich Eltern auf das gleiche Niveau wie ihr Kind und reagieren auf kindliche Bockigkeit mit eigener Bockigkeit oder auf Aggressivität mit eigener Aggressivität, dann droht eine Atmosphäre voller Hass. Eigene Gekränktheit wird zum Katalysator für »pädagogisches Handeln«.

In der Pubertät eskaliert dann die Spannung zwischen Marcel und seinen Eltern. Staphisagria-, Ignatia- und Causticum-Resonanzen werden nun in Pingpong-Effekten ausgetragen. Marcels Eltern, von ihren eigenen Eltern bereits

»stressinfiziert«, übertragen zunächst Druck und schließlich Aggressivität auf ihr Kind. Ein entspanntes Zusammenleben gibt es in dieser Familie nicht mehr. Der Alltag ist geprägt von Anspannung und Gereiztheit. Nur eigene Stresserfahrungen machen eine Übertragung von Stress auf andere möglich. Eltern, die genervt sind, übertragen ihre Gereiztheit auf die Kinder. Das ist unvermeidbar. Ein Lehrer, der gereizt ist, überträgt seine Anspannung auf die Schüler. Auch das ist unvermeidbar. Wenn die Spirale des sich gegenseitig Verächtlichmachens und Unterdrucksetzens nicht durchbrochen wird, wird sich nicht vermeiden lassen, dass die Gewalt in der Schule zunimmt.

Doch auch die allseits erstrebte Friedfertigkeit kann im Schulalltag zu Stress führen, wenn Friedfertigkeit unter Androhung von Strafen antrainiert werden soll. Androhung von Klassenkonferenzen, Schulverweisen, Tadeln etc. werden das Ausleben einer unterschwellig vorhandenen Aggressivität nicht mindern. Es ist ein Irrglaube zu meinen, dass durch das Appellieren an den Verstand oder durch Argumentieren und Reden Friedfertigkeit eingeübt werden könne. Angenommen Sie spucken mir regelmäßig in meine leckere Hühnersuppe: Je nach individueller Toleranzbreite gerate ich dann in aggressiven Stress und würde höchste Potenzen Staphisagria benötigen. Was glauben Sie, wie sehr Sie meine Wut steigern, wenn Sie mich just in diesem Augenblick nötigen, Friedensgedichte auswendig zu lernen? Mit anderen Worten: Auch das Erzwingen von Friedfertigkeit macht Stress.

Anwendungsempfehlung

- Bei Anspannungen vor der Klassenarbeit oder bei Hausaufgaben, die unter Druck gemacht werden müssen: Staphisagria C 10000, C 50000.
- Beim Blackout während der Klassenarbeit: Ignatia C 10000.
- Bei Lernverweigerung: Causticum C 10000.
- Am sichersten finden Eltern die passende Arznei, wenn sie beobachten, welche Stimmung das Kind bei ihnen selbst auslöst: Ist es Anspannung oder Wut – Staphisagria; macht das Kind sie verrückt – Ignatia.
- Die Kügelchen in einem Papier im Federmäppchen bereitlegen.

(Siehe auch S. 192ff. »Richtlinien für eine homöopathische Stresstherapie«.)

Eltern im Stress – Stress beim Grenzensetzen

Durch die Doppelbelastung von Familie und Beruf sind einige Mütter so angespannt, dass sie jedwedes Ansinnen ihrer Kinder als Belästigung empfinden. Durch äußere Umstände zur Berufstätigkeit gezwungen müssen sie ihre Kinder oft Tagesmüttern oder Kinderkrippen überlassen. Einige geben zu: »Mein Beruf bedeutet für mich weniger

Stress, als wenn ich den ganzen Tag mit meinen Kindern zusammen sein müsste! Der Abend und das Wochenende in der Familie reichen mir!« Der chronische Stresspegel ist hoch. Sie können die psychischen Belastungen der Kindererziehung kaum mehr ertragen.

Die Erziehung von Kindern wird von vielen Lehrern und Eltern auch deshalb als anstrengend erlebt, weil eine Orientierungslosigkeit oder die Frage »Was mache ich richtig, was mache ich falsch« zusätzlichen Stress verursachen. Hinzu kommt ein selbst auferlegter Druck, alles richtig machen zu wollen. Dauerstress führt jedoch zu einer Einbuße an natürlicher Autorität, was insbesondere bei Auseinandersetzungen mit pubertierenden Kindern sichtbar wird. Das Ausrasten einer Autoritätsperson – seien es Eltern, seien es Lehrer – bedeutet einen augenblicklichen Verlust an Autorität: »Die Alten spinnen!« – Greift der Erwachsene zu Gewalt, um seine Vorstellung durchzusetzen, lernt das Kind nur eines: sich dem Mächtigeren zu beugen. Manch ein Erwachsener lebt in der Illusion, so seine verlorengegangene Autorität wiederhergestellt zu haben. Doch wenn die Nerven blank liegen, Stress ausagiert wird, ist das alles andere als eine reife Auseinandersetzung.

Ein weiteres Problem: Erwachsenwerden bedeutet das Akzeptieren des Älterwerdens. Was für ein Stress, wenn die Angst vor dem Älterwerden zur unbewussten Weigerung führt, sich weiterzuentwickeln! Kind gebliebene Erwachsene, die sich bei Jugendlichen anbiedern, besuchen dieselben Discos, beglücken sich mit denselben Designerartikeln, vermengen sich mit Kindern »per du« im »jugendlichen Wir-Bewusstsein«, trainieren ihren Körper auf Modelmaße. Doch auf diese Weise rauben sie den Kindern ein *ihnen* zustehendes Lebensgefühl. Der Lustgewinn der Erwachsenen geht auf Kosten kindlicher Lebensbereiche.

Falsch verstandene Liberalität lässt es nicht mehr zu, Kinder in Konflikte zu bringen. Alles ist erlaubt. Solche Eltern »suhlen« sich in dem Gefühl, wie toll sie seien. Ach so fortschrittlich und liberal schenken sie ihrem Sechzehnjährigen zum Geburtstag eine große Packung Kondome! Manchen Eltern fehlt die Kraft und der Wille, mit den Kindern in den »Clinch« zu gehen. »Tolerant« akzeptieren sie jede Zumutung, was sie aber nicht daran hindert, *ihrem* Stress freien Lauf zu lassen, wenn das Maß des für sie Erträglichen voll ist. Dass diese »Pseudo-Erwachsenen« Kindern keinen Halt geben können, liegt auf der Hand. Es sollte um eine liebevolle, autoritäre Erziehung ohne Gewalt gehen – und nicht um eine antiautoritäre Erziehung von Eltern ohne Autorität.

Kann ein Erwachsener sein Älterwerden nicht akzeptieren, befindet sich seine Seele im andauernden Schwelbrand, dessen Ausläufer von Anspannungen und Verzweiflungen vom kindlichen Unbewussten durchaus wahrgenommen werden. Eine Erziehung ohne jeglichen Stress mag illusionär sein, aber Eltern oder Lehrer, die sich selbst im Dauerstress befinden, sind auf jeden Fall eine Garantie für einen erhöhten Stresspegel ihrer Kinder.

Vielleicht werden Sie nun einwenden: »Bedeutet die Vermeidung von jedem Druck nicht ein Laisser-faire? Wenn meine Mutter mich nicht unter Druck gesetzt hätte, könnte ich heute nicht so gut Klavier spielen. Jetzt bin ich ihr dankbar dafür. Wie sollen wir ohne Druck Kinder zu Leistungen motivieren? Lernen ist nun mal mühsam!« – Gewiss, durch die Hintertür wird immer wieder versucht, Druck zu legitimieren, Stress für positiv zu halten, insbesondere, wenn sich ein vermeintlicher Erfolg eingestellt hat. Bei einer *tiefen* Stressschädigung erkennt man es jedoch besonders deutlich: Kreativität und Lebensfreude sind blockiert. Und die Erkenntnis der eigenen Pathologie bedeutet für jeden eine Kränkung. Hierfür ist Mut erforderlich. Ist ein Mensch nur hin und wieder *etwas* gestresst, ohne dass es für ihn und seine Umgebung großes Leid bedeutete, muss nicht gleich zur Therapie gegriffen werden. Die Pianistin hat für das Erlernen des Klavierspielens unter Zwang allerdings einen Preis bezahlt – nämlich die Bahnung und Vertiefung einer nunmehr chronischen Stressbereitschaft.

Nicht so sein zu dürfen, wie man ist, schafft Stress und Aggressivität: Eine Wasserpflanze, in die Wüste gepflanzt, geht ein. Ein Erschöpfter, am Schlafen gehindert, wird krank. Einer Schnecke Beine zu machen ist Tierquälerei. Lassen wir also die Wasserpflanze im Wasser, den Erschöpften schlafen, die Schnecke kriechen!

Es stößt vielfach immer wieder auf Skepsis und Unglauben, wenn es heißt: Ein schüchternes Kind, das bedingungslos akzeptiert wird, wächst eher zu einem selbstbewussteren Menschen heran als ein Kind, dem infolge eingeübter Dressurakte ein erwünschtes Verhalten antrainiert wurde.

Sollen denn Kinder ohne jede Vorgabe aufwachsen und

nur nach dem Lustprinzip leben? Kinder, die nicht druck-, sprich stressgeschädigt sind, lassen sich zweifellos leichter führen. Die meisten Kinder sind allerdings bereits stressgeschädigt und reagieren auf Druck mit Gegendruck. Hier wäre es heilsam, wenn der Druck nachlassen würde.

Diesen Rat müsste man auch einer Mutter geben, von Beruf Erzieherin, die von ihrem Kind verlangte, von jeder Speise zumindest einen Löffel zu probieren. Das Kind bekam einen Würgereiz, wenn es einen Wackelpudding auch nur sah. Appell: »Nur *einen* Löffel!« Ich könnte darauf entgegnen: »Liebe Mutter, ich habe im Keller eine tote Ratte. Vermutlich haben Sie noch nie Ratte gegessen. Seien Sie unvoreingenommen. Ich werde jetzt einen Löffel davon holen und Sie davon probieren lassen. Sie sagten ja, dass Ihr Kind manchmal seine Einstellung ändert und die abgelehnten Lebensmittel, nachdem es sie probiert hat, dann doch gerne isst? Vielleicht geht es Ihnen bei der Ratte genauso!«

Eine andere Mutter fragt: »Soll ich denn jedes Fehlverhalten meiner Kinder akzeptieren, um jeden schädigenden Druck zu vermeiden? Soll ich die überzogene Handyrechnung stillschweigend bezahlen, die Kinder selbst entscheiden lassen, wann sie ins Bett gehen, ungehinderten 24-stündigen Zugang zum Computer gewähren – und dem Wunsch meines Jüngsten nachgeben, bei vier Grad minus barfuß und nur mit T-Shirt bekleidet vor die Tür zu rennen, damit er sich den Tod holt?« Ich rekapituliere die Situation: Das Söhnchen wollte halbnackt vor die Tür laufen. Nach dem

Verbot führte es einen hysterischen Tanz auf, weinte, schrie und schlug die Mutter, wollte sich nicht anziehen lassen. Die Mutter verlor die Nerven, schüttelte ihr Kind durch und ließ ein Donnerwetter los, was die Hysterie des Sohnes steigerte. In dieser Situation rief sie mich an und wollte wissen, was sie jetzt tun könne. Antwort: »Wenn Sie Ihren Sohn nackt vor die Tür lassen, machen Sie einen Fehler, wenn Sie ihn mit Gewalt anziehen, ebenfalls. Ihr Kind treibt Sie in eine typisch ausweglose Situation. Warum tut Ihr Sohn das? Weil er aus irgendwelchen Gründen, die man oft aktuell nicht erkennen kann, selber verzweifelt ist. Ihr Kind ist nicht boshaft. Geben Sie Ihrem Sohn Ignatia. Und Sie nehmen es auch ein.« (Siehe auch S. 34 ff.)

Die Ausweglosigkeit, in die ein Ignatia-Kind seine Mutter treibt, ist geradezu das Wesen des Ignatia-Zustandes! Und es ist verständlich, sich in solchen Situationen hilflos zu fühlen. Bei konsequenter Einnahme von Ignatia in derartigen Situationen wird aber der Sohn zukünftig immer weniger Ignatia-Ausweglosigkeiten provozieren. Die sich aufschaukelnde Ignatia-Pathologie wird sich verlieren.

Und wie lassen sich bei Kindern Grenzen setzen? Ein Beispiel: Ich telefoniere. Meine Kinder veranstalten einen Budenzauber und stören penetrant. Ich befinde mich nicht im Gleichgewicht, stehe unter Staphisagria-Stress und brülle: »Verdammt noch mal, was ist das für eine Rücksichtslosigkeit, merkt ihr nicht, dass ich telefoniere? Wo ist eure Mutter, kann die sich nicht mal um euch kümmern?« – Jetzt habe ich meinen Stress »erfolgreich« auf meine Familie übertragen und brauche mich später über eine Anspannungs-Revanche nicht zu wundern. Wäre ich nicht gestresst gewesen, hätte ich vielleicht im ruhigen, liebevollen Ton gesagt: »Hört mal, ihr Lieben, könnt ihr euch mal zurückhalten, solange ich telefoniere? – Später könnt ihr wieder herumkrakeelen.«

Eigene Ausgeglichenheit würde ein gutes Beispiel geben. Ausgeglichenheit kann man aber nicht spielen. Sie muss wirklich da sein, authentisch sein. In diese Lücke stößt die homöopathische Stresstherapie. Bei *eigenem* innerem Gleichgewicht entschärfen sich Konflikte oft auf erstaunliche Weise. Erziehung beginnt mit dem Reifungsprozess der Eltern. Stress blockiert den Reifungsprozess. Unterdrückungen in der Vergangenheit und aktuelle Bedrängnisse erschweren den Weg zur Gesundung. Gelassenheit und Gleichmut hingegen haben eine positive Wirkung auf das Kind.

Anwendungsempfehlung

- Aggressivität und Anspannung sind meist für die Beteiligten leicht wahrzunehmen und erfordern immer wieder die Einnahme von Staphisagria C 1000, C 10000, C 50000. Je länger und schwerwiegender der Stress, desto häufiger.
- Macht sich Verzweiflung breit, erkennbar als spontane Empfindung wie »Ich weiß nicht mehr, was ich tun soll, bin ratlos!«: Ignatia C 1000, C 10000, C 50000. (Siehe auch S. 58 ff. »Stress macht krank« sowie S. 192 ff. »Richtlinien für eine homöopathische Stresstherapie«.)

Scheidungsstress

Kinder, deren Eltern in andauernder Disharmonie leben oder sich scheiden lassen, müssen ein Trauma verarbeiten. Das Zerbrechen ihrer Familie können sie nicht verhindern. Sie müssen etwas schlucken, was sie eigentlich nicht schlucken wollen. Ein Gemenge von unterdrückter Wut und Verzweiflung sind stets die Folge. Psychische und körperliche Reaktionen stellen sich nahezu regelmäßig ein.

Aber gibt es nicht auch Kinder, die über die Trennung ihrer Eltern glücklich sind? – Solche Kinder haben das Ende einer spannungsgeladenen Familienatmosphäre herbeigesehnt, sind aber dennoch sicherlich mit Stressresonanzen infiziert. Das lässt sich leicht belegen: Hat einem Kind vor der Ehekrise bei Heuschnupfen Natrium muriaticum geholfen, wird diese Arznei nach einer Trennung der Eltern nun sicher nicht mehr helfen. Jetzt werden die Stressarzneien Staphisagria und Ignatia regelmäßig benötigt, wobei die erfolgreiche Therapie mit *diesen* Arzneien die stattgefundene Stressschädigung beweist.

Einige Paare trennen sich auf reife Weise ohne Krieg. Auch nach der Scheidung versucht man, kultiviert miteinander umzugehen. Selbst wenn aus Sicht der Partner eine Trennung unvermeidbar war, verursacht eine Scheidung für das Kind jedoch immer eine tiefgreifende Erschütterung. Das wird zuweilen bestritten, und es wird angenommen, dass die Kinder es im Einzelfall doch gut verkraftet hätten. Keine Frage, dass die Verarbeitung des Scheidungstraumas in der Tat sehr unterschiedlich sein kann – aber es bleibt ein Stresstrauma.

Wie Sie durch die Lektüre dieses Buches inzwischen wissen, stellt die Natrium-muriaticum-Resonanz den ausgeglichensten Zustand dar, den ein Mensch haben kann. Scheidungskinder benötigen nach einer Trennung jedoch ausnahmslos die Stressarzneien Staphisagria und Ignatia. Das ist kein Dogma, sondern eine Erfahrung, und ich wäre froh, wenn es anders wäre. Allerdings ist es gut, dass durch Einnahme der Stressarzneien Besserung und Heilung möglich ist, indem diese Stressresonanzen abgetragen werden können. Es kann selbstverständlich auch zu natürlichen Heilungen kommen – ohne homöopathische Arzneien. Bei einer Scheidung besteht jedoch immer die große Gefahr, dass die Stressresonanzen regelrecht in die Kinder eingeimpft werden.

Markus, 8, ist ein Scheidungskind. Er sitzt an seinem Schreibtisch und macht Hausaufgaben. Es klingelt. Die Mutter: »Wie viel hast du noch zu tun? Dein Freund ist da, um dich abzuholen. Nur noch drei Sätze? Dann lasse ich ihn warten.« Nach fünf Minuten: »Wie weit bist du? Nun mach voran, und lass deinen Freund nicht so lange warten!« Nach weiteren fünf Minuten sitzt der kleine Markus an seinem Schreibtisch, bockt und weint. Die Mutter: »Das kann ja wohl nicht wahr sein! Du könntest schon längst draußen spielen! Warum schreibst du denn die Sätze nicht?« Der Junge hat sich in eine ausweglose Situation manövriert. Er möchte mit dem Freund spielen gehen und tut alles, um es zu verhindern! Er benötigt Ignatia, die fassungslose Mutter ebenfalls. Markus lebt immer wieder seine Verzweiflung über die Trennung seiner Eltern aus. Er produziert geradezu ausweglose Situationen.

So auch, als er sich eines Tages entscheidet, den Vater nicht mehr zu besuchen. Bei den bisherigen Treffen hat Markus stets die tiefe Traurigkeit des Vaters gespürt. Er möchte sich dieser Stimmung nicht mehr aussetzen. Nun ist sein Vater noch verzweifelter und unterstellt seiner Exfrau, dass sie Markus negativ beeinflusst habe. Der verstärkte emotionale Krieg zwischen den Eltern, die inzwischen keine Wahrnehmung mehr für das Leid ihres Kindes haben, treibt Markus in einen Ignatia-Dauerstress. Morgen wird er eine Einladung zu einem Geburtstag ablehnen und anschließend über seine getroffene Entscheidung weinen. Die Umwelt hat kein Verständnis für Markus' Launenhaftigkeit.

Auch Elisa macht vermehrt Stress, seitdem der Vater ausgezogen ist. Als ihre Mutter sie im Kindergarten abgeben will, weint und schreit sie: »Mama, ich will nicht!« Mit Hilfe der Erzieherin löst sich die Mutter vom schreienden Kind. Die Erzieherin: »Wenn Sie sich jetzt nicht durchsetzen, erziehen Sie sich eine kleine Tyrannin!« Die Mutter den Tränen nahe: »Elisa weint doch so bitterlich!« Erzieherin: »Sind Sie eine Mutter, die ihr Kind nicht loslassen kann? Wenn Sie Ihr Kind richtig lieben, müssen Sie das Loslassen lernen.« Die Mutter verlässt mit schlechtem Gewissen den Kindergarten.

Nachmittags holt sie Elisa wieder ab. Die Erzieherin: »Sie waren keine fünf Minuten weg, da hatte sich Elisa schon beruhigt.« Zu ihrer Überraschung läuft Elisa aber nun in die Spielecke und weigert sich bockig, mit nach Hause zu gehen. Offensichtlich will sie im Kindergarten bleiben. »Schauen Sie mal«, sagt die Erzieherin, »so wohl fühlt sich Elisa hier bei uns, sie will gar nicht mehr weg!« Nur mit Mühe gelingt es der Mutter, Elisa einzufangen. Sie transportiert ein strampelndes Kind nach Hause, das anscheinend noch so gerne im Kindergarten geblieben wäre.

Diese Szenen wiederholen sich in den nächsten Tagen. Elisas Mutter hat jeden Morgen bereits beim Aufstehen Angst vor dem drohenden Stress. Wenn sie ihre Tochter morgens wieder mit nach Hause nehmen würde, weil sie weint, würde sie aus Sicht der Erzieherin einen Fehler machen. Andererseits tut es ihr weh, ihr jeden Morgen weinendes Kind der Erzieherin übergeben zu müssen. Die Gefühle wechseln nun zwischen Wut und Verzweiflung. Sie versteht nicht, warum Elisa, die am Nachmittag offensichtlich im Kindergarten bleiben möchte, jeden Morgen ein solches Theater macht. Morgens wiederum steht Elisas Mutter unter Zeitdruck, weil sie zur Arbeit gehen muss, und sie ertappt sich dabei, dass sie Elisa am liebsten einen Klaps auf den Po geben möchte. Erneut wird deutlich: Jeder Stress erhöht Gewaltbereitschaft!

Das ambivalente Verhalten des Kindes macht die Mutter hilflos. Will Elisa nun in den Kindergarten, oder will sie nicht in den Kindergarten? Morgens treibt die Mutter ihre Tochter in die Verzweiflung, und nachmittags bringt Elisa unbewusst ihre Mutter zur Verzweiflung. Unausgesprochen sagt die Kleine: »Ich will nachmittags mit dir nicht nach Hause gehen, weil du mich heute Morgen gegen meinen Willen hier abgegeben hast. Ich will, dass du, Mami, meine Verzweiflung spürst.«

Es ist verblüffend, wie eine häufige Gabe von Ignatia die Dramatik der geschilderten Szenen immer mehr vermindert. Doch nicht alle (Scheidungs)Kinder, die von ihrer Mutter in den Kindergarten gebracht werden, verhalten sich so wie Elisa. Warum ist sie so hysterisch? Elisa hat in ihrem Leben schon schlimme Stresssituationen mitmachen müssen: Ihre Eltern haben sich getrennt. Und obwohl den Eltern eine reife Trennung ohne destruktive Auseinandersetzungen gelungen war, erlebte Elisa den Auszug des Vaters wie einen Schock. Sie wollte, dass die Eltern zusammenbleiben, empfand eine verzweifelte Hilflosigkeit.

Wir erinnern uns: Ignatia-Stress entwickelt sich stets in ausweglosen Situationen. Mit Verzweiflung ist stets eine punktuelle, situative Ausweglosigkeit gemeint, wobei die Verzweiflung individuell mehr oder weniger stark ausgeprägt sein kann. Elisa möchte nicht in den Kindergarten, aber sie muss in den Kindergarten. Für Ausweglosigkeiten durch die Scheidung der Eltern sensibilisiert bricht nun der Ignatia-Stress mit aller Heftigkeit aus.

Elisas Mutter ärgert sich über die »Launen« ihrer Tochter und sieht keinen Zusammenhang zwischen Lisas »Marotten« und der Scheidungssituation. Sie ist davon überzeugt: »Ich habe Elisa alles genauestens erklärt. Mama und

Papa haben Elisa weiterhin lieb. Sie wird ihren Vater oft genug sehen können. Und die Trennung der Eltern ist ja auch besser für Elisa, weil die Eltern sich nicht mehr so gut verstehen.« Sie versteht hingegen nicht, dass Elisas Verhalten eine Folge von Verzweiflungsstress ist. Und: Die Freiheit, Elisa nicht in den Kindergarten zu schicken, hat ihre Mutter nicht, denn sie muss arbeiten gehen. Aber selbst wenn sie diese Möglichkeit gehabt hätte, hätte Lisa vermutlich andere Wege gefunden, um ihre Verzweiflung auszudrücken und auf die Mutter zu übertragen.

Gleichgültig, ob die äußeren Umstände die Mutter dazu zwingen, das Kind in den Kindergarten zu bringen, oder ob das pädagogische Argument der Erzieherin die Mutter zwingt, ihr Kind loszulassen, um sich keinen Tyrannen zu erziehen – es entsteht unvermeidlich eine Ausweglosigkeit, ein Ignatia-Zustand.

Bei vielen Scheidungskindern findet man neben dem beschriebenen Verhalten auch Lernverweigerung, Konzentrationsstörungen, Neigung zur Sucht. Innere Bedrängnis kann sich sogar in Selbstmordfantasien ausdrücken. Das Kind stellt sich beispielsweise weinende, hinter seinem Sarg laufende Eltern vor und fantasiert tagtraumhaft: »Mein Tod würde meine Eltern dazu bringen, mich nicht so leiden zu lassen. Wenn sie wüssten, wie todtraurig ich bin, würden sie sich bestimmt vertragen.« Erhält das Kind gemäß seiner Zustände die richtige Arznei, nimmt die Häufigkeit und Intensität der pathologischen Resonanzen ab. Die homöopathische Therapie sensibilisiert außerdem die Eltern für die Not ihrer Kinder. In einer entspannteren Atmosphäre haben sie eine gute Chance, wieder ins Gleichgewicht zu kommen.

Anwendungsempfehlung

- Am Beginn einer Scheidung befindet sich ein Kind immer in einem Ignatia-Zustand. Es benötigt Ignatia C 10000, C 50000. Dieser Zustand kann Monate anhalten.
- Es ist zwar sehr individuell, aber die Staphisagria-Wut über die Scheidung der Eltern stellt sich meist später ein, ist aber wegen ihrer Intensität kaum zu übersehen. In diesem Fall: Staphisagria C 10000, C 50000.
- Erfahrungsgemäß folgt eine längere Periode von häufigem Wechsel zwischen Staphisagria- und Ignatia-Zuständen.
- Der Causticum-Zustand stellt sich meist erst spät, manchmal erst nach 1 bis 2 Jahren ein: dann Causticum C 1000, C 10000.

(Siehe auch S. 192 ff. »Richtlinien für eine homöopathische Stresstherapie«.)

Das hyperaktive Kind

Ein hyperaktives Kind ist ein Kind, das bereits in den Brunnen gefallen ist. Anhand des Verhaltens eines hyperaktiven Kindes lässt sich geradezu studieren, was chronischer Stress anrichten kann. Insofern ist das hyperaktive Kind das Paradebeispiel für ein verhaltensauffälliges, stressgeschädigtes Kind.

Warum reagiert der 11-jährige Max »normal«, der gleichaltrige Thomas jedoch stets angespannt und aggressiv? Ganz einfach: Max hatte das Glück, er selbst sein zu dürfen. Er musste nicht immer den Erwartungen seiner Eltern entsprechen. In *seiner* Familie herrschten Ruhe und Gleichmut. Seine Eltern wussten: Gras wächst, ohne dass man daran zieht. In einer liebevollen Atmosphäre ohne Unterdrückungen groß geworden muss Max nun für eine Klassenarbeit üben. Wenn er keine Zwei schreibt, ist seine Versetzung bedroht, da er sich in der Erprobungsstufe des Gymnasiums befindet. Bei der schicksalhaften Klassenarbeit kann Max keine einzige Aufgabe lösen. Er weint zwar, aber es kommt zu keiner Überreaktion. Er ist schlicht traurig, ändert jedoch keinesfalls seine Resonanzlage, wird weder unruhig noch aggressiv. Max gerät zwar unter Druck, bleibt aber insgesamt in einem relativ ausgeglichenen Zustand und wechselt nicht in ein pathologisches Stressbild.

Ganz anders reagiert Thomas, der in seinem Leben schon viele Unterdrückungen hat hinnehmen müssen, an dem herumerzogen wurde und der stets den Wunschvorstellungen seiner Eltern ausgesetzt war. Immer spürte Thomas die Gefahr, durch Aufmucken die nötige Liebe der Eltern zu verlieren.

In Erwartung einer alles entscheidenden Klassenarbeit wechselt Thomas in die Staphisagria-Resonanz. Er wird angespannt, reizbar, schlimmstenfalls aggressiv. *Hyperaktiv* baut er innere Spannungen ab und überträgt sie auf seine Umgebung. Ruhig zu sitzen ist ihm unmöglich. Er kann sich nicht konzentrieren. Während der Klassenarbeit zappelt Thomas auf dem Stuhl hin und her, kaut auf dem Bleistift, stört die Klassenkameraden. Nervös kritzelt er in seinem Heft herum, verlangt, die Toilette aufzusuchen, ruft laut in die Klasse. An dem Ausmaß des Genervtseins, das Thomas bei seinem Lehrer auslöst, könnte dieser den Stresspegel des Jungen ablesen. Der Lehrer fühlt sich durch Thomas' schlechtes Benehmen jedoch derart gestresst, dass ihm die nötige Gelassenheit für eine adäquate Reaktion fehlt.

Thomas' Eltern versuchen nun durch häufige Ermahnungen, ihr unruhiges Kind zur Ruhe zu bringen, konsultieren wegen der Erfolglosigkeit ihrer Bemühungen einen Kinderpsychologen und setzen schließlich Psychopharmaka ein. Thomas muss täglich Angespanntheit, Vernachlässigung, Gereiztheit, Ungeduld und Willkür seiner überlasteten Eltern ertragen. Man redet nur noch genervt miteinander. Das hyperaktive Kind ist Symptomenträger seiner Familie. Nicht nur das Kind ist krank, sondern die ganze Familie. Wenn man die Eltern auf ihre eigene Anspannung hinweist, die ebenfalls meist unverschuldet ist, wird dies nicht selten als Kränkung erlebt: Nein, *das Kind* muss ruhiger werden, dann sind auch wir nicht mehr genervt! Was für einen Druck bedeutet es für ein Kind, wenn es für seine innere Unruhe allein verantwortlich gemacht wird!

Es gibt Schulklassen, in denen jedes dritte Kind mit Psychopharmaka ruhiggestellt ist. Die Ursachen der Hyperaktivität werden auf diese Weise jedoch nicht beseitigt. Ein schneller, oft leichtfertiger Einsatz von Psychopharmaka ist für viele leider der einfachste Weg aus dem Dilemma.

Auch vernachlässigte Kinder, die kein liebevolles Nest zu Hause vorfinden, deren Kindheit vor dem Fernsehapparat oder dem Computer vergammelt, befinden sich meist in Staphisagria- oder Ignatia-Stressresonanzen – insbesondere, wenn überlastete, stressgeplagte Eltern ihre Kinder auf die beschriebene Weise »entsorgt« haben. Hyperaktiv treiben die Kinder ihre Mitmenschen in Anspannung und Verzweiflung, indem sie ihren Stress ausagieren.

Für die Therapie ist es sinnvoll, sich den Tagesablauf der betroffenen Familie detailliert schildern zu lassen. Dabei treten oft Missstände zu Tage, die einer Kindesmisshandlung gleichkommen: Spielverbot wegen Lärmbelästigung, täglicher Nachhilfeunterricht auch am Wochenende, Terminkalender wie Topmanager, Ruhigstellung der Kinder vor dem Fernsehapparat, Fast Food als Dauernahrung, Leistungsdruck selbst durch den Klavierlehrer und so weiter. Manche Eltern haben das Leben ihrer Kinder strategisch streng durchkalkuliert und einen zwanghaften Freizeitaktivismus organisiert. Schöpferische Freiräume existieren kaum noch. Dass diese Lebensgestaltung auch Dauerstress für die Eltern bedeutet, ist für Außenstehende offensichtlich. Die Betroffenen jedoch halten ein derartiges Leben nach Programm für normal. Manchmal lässt das Gestresstsein den nötigen Abstand nicht mehr zu, der für die Reflexion der eigenen Situation nötig wäre.

Werden Kinder bei alledem anstrengend oder aggressiv, reagieren mit unterschiedlichen Krankheitssymptomen oder Verhaltensauffälligkeiten, fragen ihre Eltern hilflos, was denn mit ihren Kindern los sei und rasten aus, wenn *ihr* Maß voll ist.

Der 6-jährige Ruven beispielsweise erschien mit seiner Mutter zum Erstgespräch. Unvermittelt schlug er dabei seiner Mutter mehrfach ins Gesicht. Ein höchst aggressives Kind? Es fällt ihm schwer, bei einer Sache zu bleiben, er kann nicht kreativ spielen. Ruhelos stört er das Spiel anderer. Aggressive Ausbrüche (Staphisagria) häufen sich. Äußerst kränkbar weint er vor Wut und wirft Gegenstände durch die Gegend. Devotes, angepasstes »Um-Liebe-Gebettel« und Wutanfälle wechseln einander ab. Im Gespräch stellte sich schnell heraus: Jeder Schlag, jedes Fehlverhalten ist Ruvens Appell: »Hab mich doch lieb!« Er drückt auf diese Weise seinen Kummer aus, dass seine alleinerziehende Mutter kaum Zeit für ihn hat. Nach Gabe der Stressarzneien nahm die Aggressivität des Kindes spürbar ab, obwohl die Mutter aufgrund äußerer Lebensumstände keine zusätzliche Zeit für ihr Kind hatte aufbringen können. Es muss jedoch stets genau differenziert werden: Nicht jede kindliche Aggressivität ist Ausdruck von Kummer – gegebenenfalls sind andere Arzneien erforderlich.

Eltern, die nicht mehr ein noch aus wissen, nicht mehr wissen, wie sie mit ihrem Kind umgehen sollen, frage ich: »Welche Stimmung löst Ihr Kind in *Ihnen* aus? – Bringt Ihr Kind Sie bis zur Weißglut, sodass Sie am liebsten zuschlagen würden, ist Ihr Kind höchstwahrscheinlich in einem Staphisagria-Zustand, und Sie selbst sind es auch. Bringt Ihr Kind Sie in eine ausweglose Situation, und Sie wissen nicht mehr, wie Sie reagieren sollen, raufen sich innerlich die Haare und stöhnen, dass das alles nicht mehr auszuhalten ist, benötigen Sie Ignatia, und Ihr Kind benötigt es auch. Im Spiegel Ihrer eigenen Emotionen erkennen Sie, welche Stressarznei für Sie und Ihr Kind die richtige ist.«

Widerstehen Sie der Versuchung, die Wut Ihres Kindes wegzudressieren, so, wie eine Mutter, die ihr Söhnchen jedes Mal, wenn es wütend wurde, ermahnte: »Guck mal, das Teufelchen kommt aus dir raus, dir wachsen gleich Hörner!« Es war ihre Art, mit kindlichen Aggressionen umzugehen. Doch der kleine Bub hatte schreckliche Angst, dass ihm tatsächlich Hörner wachsen könnten. Die zunehmenden Ängste und Anspannungen des Jungen begannen sich dann durch Schlafstörungen, Konzentrationsmangel und schlechtes Sozialverhalten auszudrücken.

Kennen Sie das? – Ein schlechtgelauntes Kind traktiert Sie, weil es nicht weiß, was es spielen soll. Basteln? Nein! Duplobauen? Nein! Malen? Nein! Sandkastenspielen? Nein! Alle Ihre Vorschläge werden abgeschmettert. Das Kind stresst. Da Sie sich dafür zuständig fühlen, dass es dem Kind immer gut geht, entschließen Sie sich letztendlich, selbst mit ihm zu spielen. Sie tun dies, obwohl Sie nicht wissen, wann Sie den liegengebliebenen Berg an Bügelwäsche bewältigen sollen.

Und nun? Bei irgendeiner nichtigen Kleinigkeit werden Sie Ihre unterdrückte Wut an einem Ihrer Lieben auslassen. In der Eskalierung der wechselseitig übertragenen Anspannung liegt dann bei allen Beteiligten eine Ursache für die Entstehung einer Stressschädigung. Unruhe, Anspannung, Aggressivität, Konzentrationsschwäche, übermäßiger Bewegungsdrang und so weiter – das Ausmaß der Hyperaktivität korreliert mit der Tiefe der Stressschädigung. Bei einer homöopathischen Therapie – im optimalen Fall der gesamten Familie – bestehen gute Besserungs- und Heilungschancen. Im oben beschriebenen Beispiel wären die Arzneien Staphisagria und Ignatia hilfreich.

Ein Kind weiß genau, dass es seine Mutter oder seinen Vater mit provozierenden Kraftausdrücken aus dem Gleichgewicht bringt. Das Kind weiß auch, wie gefährlich es lebt, wenn es so weitermacht. Das alles nimmt es in Kauf. Wenn die Mutter/der Vater dann ausrastet und Ohrfeigen verteilt, wird Rotz und Wasser geheult. Das Kind ist jetzt so richtig »schön« verzweifelt.

Eine Mutter: »Wenn mich mein Kind bis zur Weißglut getrieben hat, dann steht es vor mir und weint bitterlich. Ich selber mache mir dann die größten Vorwürfe und wünschte, ich hätte mich besser im Griff gehabt.« – »Geben Sie Ihrem Kind in solchen Stresssituationen Ignatia und nehmen Sie es selber auch. Schimpfen und Reglementieren bewirken keine Veränderung des Verhaltens. Da sich Anspannungs-

und Verzweiflungsstress ein Ventil suchen, wird das Fehlverhalten ansonsten in anderen Lebensbereichen ausagiert werden.«

Die Mutter: »Aber ich kann doch meinem Kind nicht bei jedem Fehlverhalten Kügelchen geben. Womöglich lege ich so Wurzeln für eine Medikamentensucht! Mein Kind könnte den Eindruck gewinnen, dass für alles und jedes Medikamente nötig sind!« – Natürlich muss nicht jedes Kind, das gelegentlich Schimpfwörter benutzt, therapiert werden! Doch bei manchem Kind übersteigt die Provokation ein Normalmaß, und seine Schimpfwörterinflation treibt die Eltern zur Verzweiflung. Das Kind aber bringt dadurch seinen eigenen Ignatia-Stress zum Ausdruck. Es wäre gut herauszufinden, warum es verzweifelt ist. Doch auch wenn es nicht gelingt, die Ursachen zu finden, ist eine Therapie sinnvoll. Denn wichtiger als die Frage, wer einem das Messer ins Kreuz gejagt hat, ist, wie man das Messer wieder herausbekommt! Es geht nicht primär darum, einem Kind durch homöopathische Kügelchen seine Kraftausdrücke abzugewöhnen, sondern darum, den zugrunde liegenden Stress zu beseitigen. Auf diese Weise wird sich die Problematik allmählich entschärfen.

Ganz wichtig: Machen Sie aus der Therapie keinen Stress! Und vor allem: Seien Sie auch nachsichtig mit sich selbst! Bei einer häufigen Einnahme (in diesem Fall) von Ignatia wird einem Kind geholfen, zu seinem inneren Gleichgewicht zurückzufinden. Auch ist das Kind dann viel weniger suchtgefährdet als Menschen, die nicht im Gleichgewicht sind. Bei konsequenter Therapie wird im Laufe der Zeit die Notwendigkeit der Arzneimitteleinnahme abnehmen. Auch Jugendlichen erkläre ich, dass die homöopathische Arznei keine rosarote Psychopharmaka-Brille aufsetzt, sondern eine eigene Heilung anregt.

Anwendungsempfehlung

- Das hyperaktive Kind bewegt sich in einem häufigen Wechsel zwischen Staphisagria- und Ignatia-Zuständen. Es hat sich bewährt, die durch das Kind bei seinen Mitmenschen ausgelösten Schwingungen zu beobachten und danach die Arzneien einzusetzen: Staphisagria C 10000, C 50000 und Ignatia C 10000, C 50000.
- Typisch ist, dass der Wechsel der Stresszustände innerhalb eines Tages erfolgen kann. Die Arzneien müssen dementsprechend angepasst werden. Bei häufiger Einnahme der richtigen Arznei – ggf. alle 5 Minuten – muss nach spätestens 3 Stunden die Besserung der Psyche ganz offensichtlich sein.

(Siehe auch S. 192ff. »Richtlinien für eine homöopathische Stresstherapie«.)

Stress im Beruf – bis zum Burn-out

In früheren Zeiten tippte Frau Müller, Mitarbeiterin eines Automobil-Zulieferbetriebes, einen Brief für eine Zündkerzenbestellung in ihre Schreibmaschine. Der Brief wurde in den Briefkasten geworfen, und an einem der nächsten Tage erhielt sie eine Bestätigung der Bestellung mit der Nennung eines Liefertermins. Heute arbeitet Frau Müller in einem Großraumbüro inmitten von Lärm und Hektik und gibt ihre Bestellung in den Computer ein. Sie erwartet umgehend eine Rückantwort. Bei negativer Auskunft nimmt sie sofort Kontakt mit einer anderen Firma auf und bittet um schnellstmögliche Antwort. Das, was früher in aller Ruhe vonstatten ging, geht heute Zack – Zack – Zack, ein ständiger Zeitdruck ist somit zur Normalität geworden.

Außerdem gibt es noch eine andere Belastung: Ihr Chef, der selbst unter großem Druck steht, gibt diesen Druck ungefiltert an seine Mitarbeiter weiter. Einmal droht er ihnen mit Kündigung, ein anderes Mal stellt er eine Beförderung in Aussicht, die aber ausbleibt. Eine wachsende Arbeitsflut macht Überstunden unvermeidbar.

Frau Müller fühlt sich ausgenutzt. Unterdrückter Zorn

macht sich inzwischen im Magen bemerkbar, und neuerdings kommt es auch zu unerklärlichen Schwindelattacken. Der Neurologe und der Internist haben dafür keine Erklärung. Frau Müller findet sich beim Psychiater wieder. Dieser diagnostiziert eine versteckte Depression, die mit Psychopharmaka therapiert wird. Die im Beipackzettel des Antidepressivums beschriebene Müdigkeit als mögliche Nebenwirkung tritt prompt ein. Frau Müller weiß nicht mehr ein noch aus. Zur Existenzsicherung ist sie auf den Arbeitsplatz angewiesen. Wie gerne würde sie den Arbeitsplatz wechseln! Mit 50 Jahren ist sie jedoch für einen neuen Arbeitgeber zu alt, wie ihr Personalchefs anderer Firmen zu verstehen geben.

Frau Müller ist mit ihrer Lebensenergie am Ende, eigentlich sollte sie nicht mehr arbeiten. Sie hat keine Kraft mehr, keinen inneren Schutzwall, auch nicht bei geringen Belastungen. Es gelingt ihr nicht mehr, sich abzugrenzen. Jede atmosphärische Störung löst ein übermäßiges emotionales Mitschwingen aus. Distanz halten und Abprallen lassen ist ihr nicht mehr möglich. Die Familie muss ihre Gereiztheit ertragen. Frau Müller findet sich selbst nur noch schrecklich. In dieser Situation wären Ignatia und gegebenenfalls Acidum phosphoricum (Erschöpfungsarznei) die richtigen Mittel. Eine positive Wirkung bei ihren Magenschmerzen und ihren Schwindelattacken würde die Effizienz der jeweils richtigen Kügelchen schnell bestätigen.

Stress im Beruf ist eine derart verbreitete Lebenserfahrung, dass es kaum einen Menschen gibt, der hierzu nicht seine persönliche Geschichte beisteuern könnte. Da ist der Abteilungsleiter, dessen Wutattacken seine Sekretärin zum Weinen bringen – und das Asthmaspray auf seinem Schreibtisch weist unmissverständlich darauf hin, dass ihm oft genug selbst die Luft wegbleibt. Da ist der Nachtschichtarbeiter, der gegen seine innere Uhr arbeiten muss und zwangsläufig in die beschriebenen Stressresonanzen gerät. Da ist der Industriemanager, der unter einer gegebenen Zeitvorgabe Angebote erstellen muss, wobei ein seriöses Angebot so nicht zu machen ist; ein verlorener Auftrag kann ihn jedoch seinen Arbeitsplatz kosten. Wenn man ihn darauf anspräche, würde dieser Manager vermutlich leugnen, dass er sich durch all das in einer ausweglosen Situation befindet – die aber ein wesentlicher Aspekt der Ignatia-Resonanz ist.

Oder hören Sie sich diese Geschichte einer 45-jährigen Sozialpädagogin an, und treffen Sie die Entscheidung, welche der Stressarzneien in diesem Fall passend wäre! Eines Tages steht der Personalchef vor dieser Frau und verkündet, dass die äußeren Umstände eine sofortige Vertragsänderung erforderlich machen. Ohne um den heißen Brei herumzureden, verlangt er eine Gehaltsreduzierung um 30 Prozent. Um ihren Arbeitsplatz zu erhalten, gehe man davon aus, dass sie ihre bisherigen Aufgaben im gewohnten Umfang fortführe, was letztlich heißt, dass an der bisherigen Arbeitszeit nichts geändert werden soll. Der Frau bleibt die Spucke weg. Nach 15-jähriger Betriebszugehörigkeit hätte sie ein derartiges Vorgehen nicht für möglich gehalten. In dieser Situation wäre wegen eines begreiflicherweise unterdrückten Zorns Staphisagria notwendig.

Für die Sozialpädagogin kommt es aber noch dicker. Die Firma ihres Mannes hat inzwischen Kurzarbeit angemeldet – ein schicksalhafter Rattenschwanz ist absehbar. Die Streichung des geplanten Urlaubes und der Verzicht auf gelegentliche Restaurantbesuche wären noch zu verkraften. Aber dass die Zinsen für ihr Haus nicht mehr bedient werden können, ist eine Katastrophe. – Nehmen Sie den Geruch von Ignatia wahr, der jetzt in der Luft liegt?

Im Berufsleben schlägt das Pendel häufig zwischen Anspannung und Verzweiflung hin und her. Das liegt daran, dass das »Druckmachen« nicht nur für legitim, sondern für eine effiziente Maßnahme gehalten wird, um wirtschaftliche Leistungsfähigkeit zu steigern, Einsparungen zu erzielen oder Termine einzuhalten. Verkaufszahlen müssen stimmen, ansonsten steht ein Krisengespräch beim Chef an. Ständige Erreichbarkeit ist selbstverständlich. Handy und Laptop sollten an den Urlaubsort mitgenommen werden. Eine tägliche Durchsicht der E-Mails, auch am Wochenende, wird als ein wünschenswertes Zeichen für Engagement betrachtet. Selbstverständlich darf hierbei nichts Wichtiges übersehen werden. Ein Zur-Ruhe-Kommen ist auf diese Weise nicht möglich.

Das Absurde: Stress hat sich in vielen Lebensbereichen verselbstständigt und wird oft schon nicht mehr als Stress wahrgenommen oder als unvermeidbar geschluckt. Wenn es jedoch an das eigene Portemonnaie geht, wenn Verluste hingenommen werden müssen – möglicherweise wegen verantwortungsloser Machenschaften –, entwickelt sich eine ohnmächtige Wut. Diese Wut aber bedeutet gesundheitlich größten Stress ebenso wie wachsende Zukunftsängste.

Es gibt kaum Berufe, in denen nicht über Stress geklagt wird: Ärzte, Pfleger, Polizisten, Feuerwehrleute, Lehrer, Erzieher, Journalisten, Lektoren, Kassierer, Handwerker … Die Sehnsucht nach einem stressfreien Leben ist weitverbreitet. Für viele ist Stress dennoch zu einer Art Lebenselixier geworden. »Droht« während eines Wochenendes tatsächlich einmal eine Phase der Entspannung, wird vielfach mit Aktionismus gegengesteuert – und durch all diese Aktivitäten erneut Stress erzeugt.

Sosehr sich manche auch an den Stress »gewöhnt« haben: Durch Stress am Arbeitsplatz wird das Leistungspotenzial von Mitarbeitern geschwächt und ein Großteil kostbarer Lebenszeit unter belastenden, krankmachenden Umständen verbracht. Trotz des weitverbreiteten Wissens um die Schädlichkeit von Stress sehen sich viele dennoch nicht in der Lage, an ihrer Lebenssituation etwas zu ändern. Seelische und körperliche Warnsignale werden ignoriert. Fast immer sind zunächst massive Konflikte in der Familie (z.B. Trennung) oder schwere gesundheitliche Probleme nötig, um ein wirkliches Umdenken auszulösen.

Jeden Abend klagt Herr Jaruso, 50, leitender Angestellter eines Konzerns, seiner Frau sein Leid. »Es war ein schrecklicher Tag! Dieser Stress! Wäre da wenigstens ein freundliches Arbeitsklima und ein positives Feedback. Damit könnte man die Motivation und die Leistungsfähigkeit von allen Mitarbeitern fördern. Lob gibt es aber nicht. Gute

Arbeit gilt als selbstverständlich, aber wehe, man vergisst eine Kleinigkeit. Dann gibt es sofort spitze Bemerkungen oder Ärger. Dabei machen sich die oberen Etagen keine Gedanken darüber, dass unter Stress viel mehr Fehler gemacht werden als in einer entspannten Atmosphäre. Stattdessen herrscht ein permanenter Konkurrenzkampf, nicht nur zwischen Wettbewerbern, sondern auch firmenintern. Und dann dieses chronische Misstrauen! Erfolgreich ist nicht der mit den höchsten fachlichen und sozialen Kompetenzen, sondern der, der in den richtigen Seilschaften verdrahtet ist. Die Schaumschläger, die, die sich am besten verkaufen können, sind die Erfolgreichen. Der Frust macht mich fertig. Ich weiß nicht, wie lange ich das noch aushalte. Jeden Morgen quäle ich mich zur Arbeit.«

Frau Jaruso hört geduldig zu – jeden Abend. Gut gemeinte Ratschläge wie »Du darfst dir das nicht so zu Herzen nehmen! Versuch es, an dir ablaufen zu lassen! Komm doch mal früher nach Hause! Tu etwas für dich!« werden von ihrem Mann unwirsch abgeschmettert. Aus seiner Sicht kapiert seine Frau absolut nichts. Irgendwann kann Frau Jaruso die ständige Jammerei ihres Mannes nicht mehr ertragen: »Immer dieselbe Leier. Kannst du mir nicht einmal etwas anderes erzählen? Ich kann es nicht mehr hören!«

Nun fühlt Herr Jaruso sich vor den Kopf gestoßen. Tonfall und Wortwahl seiner Frau kränken ihn. Er: »Du hast gut reden, führst ein stressfreies Leben ohne Termindruck oder Intrigen, ohne dass dir irgendjemand vorschreibt, was du zu tun und zu lassen hast. Du bist frei. Meinst du, die Arbeit macht mir noch Spaß? Wir können gerne mal tauschen!« Frau Jaruso: »Es mag ja sein, dass ich ein angenehmeres Leben habe als du – obwohl der Haushalt, die Kinder und mein Mini-Job auch eine Belastung sind, was dir wahrscheinlich nicht bewusst ist. Ist dir schon aufgefallen, dass bei uns gar nicht mehr richtig gelebt wird, kein Spaß, keine Freude mehr da ist? Wann waren wir das letzte Mal im Kino, Konzert, Theater? – Im Bett läuft auch nichts mehr.

Du wirst mit deiner dauernden Unzufriedenheit und Gereiztheit, deiner negativen Stimmung zu einer Belastung für die ganze Familie. Die Kinder gehen schon in Deckung, wenn du nach Hause kommst, weil du nur noch meckerst. Es ist nicht mehr auszuhalten. Fragst du eigentlich einmal, wie es *mir* geht? Du hörst mir ja oft gar nicht richtig zu, wenn ich mit dir rede, so sehr bist du mit dir selbst beschäftigt. Du siehst alles negativ, alles ist für dich eine Qual. Durch die kleinste Kritik fühlst du dich gekränkt und bist beleidigt! Am schlimmsten ist dein Selbstmitleid. Du Armer bist immer nur das Opfer. Dein Arbeitsstress hat in unserer Familie jede Vitalität erstickt! Ich kann den Mann, den ich einmal geheiratet habe, nicht mehr wiedererkennen.«

Der im Berufsleben induzierte Spannungsstress fängt an, im Familienleben erste böse Funken zu schlagen. Herr Jaruso, der sich schon in der Firma ständig entwertet fühlt, erlebt nun die Kritik seiner Frau als weitere Entwertung, als Demütigung. An diesem Abend zieht er es vor, auf der Wohnzimmercouch zu schlafen.

Sehen Sie, wie infektiös Stress sein kann, wie er vom Berufsleben auf das Private übergreift? Herr Jaruso ist kein Einzelfall. Jemand wie er vermeidet geradezu zwanghaft und tragischerweise alles, was seinen Stress mindern könnte. Auch schwere grippale Infekte werden dann ignoriert oder leichtfertig mit Antibiotika und fiebersenkenden Medikamenten abgedeckt. Ein Auskurieren seiner Krankheiten zu Hause glaubt der Betreffende sich nicht erlauben zu können. Seit geraumer Zeit gönnt er sich keine Ruhepausen. Er sucht die Ursachen für seinen schlechten Zustand ausschließlich in äußeren Umständen und hält diese für unvermeidbar. Frustration kann er nicht mehr ertragen. Sein Leben reduziert sich auf übermäßiges Arbeiten, übermäßiges Essen, übermäßigen Alkohol. Aus dem einen Gläschen Wein am Abend werden vielleicht bald zwei, dann drei, aus fünf Kilo Übergewicht bald zehn. Würde ein solcher Mensch jetzt zu seinem Hausarzt gehen und über Reizbarkeit klagen, würde er ihm wahrscheinlich Psychopharmaka verschreiben (siehe auch S. 58 ff. »Stress macht krank«). Es ist bekannt, dass inzwischen zwei Millionen »gesunde« Menschen zu aufputschenden oder beruhigenden Pillen greifen, um beruflichem Stress standzuhalten (*DAK-Gesundheitsreport 2009*).

Doch es ginge auch anders: Bei jeder Anspannung, Kränkung, jeder unterdrückten Wut würde Staphisagria helfen, und bei jedem Gefühl von »Ich weiß nicht mehr weiter, ich halte es nicht mehr aus!« könnte Ignatia zum Einsatz kommen.

Wenn man so weitermacht wie Herr Jaruso, wird ein

Burn-out-Syndrom nicht zu vermeiden sein. Eine Berufsgruppe, bei der Burn-out gehäuft diagnostiziert wird, sind Lehrer. Burn-out ist eine Form von fortgeschrittener Stresserkrankung.

Wie kommt es dazu? In der Schule finden zwischen Lehrern und Schülern jeweils Übertragungen und Gegenübertragungen von Druck- und Verzweiflungsresonanzen statt. Hinzu kommt Stress mit einigen Eltern, die ihrerseits Probleme mit verinnerlichten übermächtigen Autoritäten haben und Lehrer häufig zur Kanalisation eigener Aggressivität missbrauchen. In der Kindheit unterdrückte Wut sowie schlechte Erfahrungen in der eigenen Schulzeit werden mit dem Bewusstsein des gerechten Zorns an einer Berufsgruppe ausgelassen. (»Alle Lehrer sind faul.«) Kränkungen werden wie Ohrfeigen ausgeteilt.

So wird Schule zum Trauma – oft nicht nur für Schüler und Eltern, sondern auch für Lehrer! Viel zu große Klassen, zum Teil problematische Schüler und eine generelle Arbeitsüberlastung machen es den Lehrern oft unmöglich, individuelle Ursachen für Fehlverhalten und Lernstörungen aufzuspüren und adäquat pädagogisch zu reagieren.

Häufiges Wiederholen des Stoffes sowie Üben im Unterricht würde den Lernstress auf Seiten der Schüler mindern. Doch so mancher Lehrer fühlt sich nicht dafür zuständig, gemeinsam mit den Kindern zu üben. Warum nicht gemeinsam im Chor deklinieren, bis alle Schüler den Stoff beherrschen? Das Üben mit den Kindern wird den Eltern zu Hause überlassen, weil sich einige stressgeschädigte Lehrer bereits innerlich verabschiedet haben. Doch der Versuch, dadurch eigenen Stress zu mindern, führt dazu, dass Stress weitergereicht wird.

Anderes Beispiel: Ein Lehrer sucht mich wegen Kopfschmerzen, Schwindel und körperlicher sowie seelischer Erschöpfung auf. Er sitzt vor mir und weint. »Ich quäle mich morgens aus dem Bett, kann mich nicht mehr konzentrieren. Gestern konnte ich meine Tränen nicht mehr zurückhalten und musste vor meiner Klasse – es ist mir so peinlich – weinen.« – »Wir sind uns wohl einig, dass Sie in diesem Zustand nicht arbeitsfähig sind.« – »Ausgeschlossen, ich *muss* arbeiten! Zwei Kollegen sind krank. Ich bereite eine Klasse auf die Abiturklausur vor. Niemand anderes ist in der Lage, diese Aufgabe zurzeit zu übernehmen. Ich kann unter keinen Umständen aussetzen! Das will ich meinen Schülern nicht antun. Meine Frau spricht schon seit zwei Wochen nicht mehr mit mir, weil ich jedes Wochenende Klassenarbeiten korrigiere.«

Dieser Lehrer befindet sich in einem bedrohlichen Burn-out-Zustand. Ich würde ihm jetzt Acidum phosphoricum (siehe auch S. 47 f.) geben.

Der Zustand und das Verhalten dieses Lehrers sind exemplarisch. Die Öffentlichkeit macht sich meist keine Vorstellung von dem schlechten psychischen und körperlichen Zustand vieler Lehrer. Etliche sind stressgeschädigt und ausgebrannt. Mit ohnmächtiger Wut reagieren sie auf die von Politikern populistisch vorgebrachten Vorschläge, ihre Fortbildungen, Konferenzen, Klassenfahrten in den Ferien oder am Wochenende stattfinden zu lassen. Durch die immer wieder offen ausgesprochene Forderung, den schlafmützigen, unengagierten Lehrern endlich einmal Dampf zu machen, fühlt sich eine ganze Berufsgruppe herabgewürdigt und gekränkt.

Die Gesundheit von Lehrern, die ihren Schülern mit Liebe, Menschlichkeit und Achtung begegnen sollen und ihr Äußerstes für die Entwicklung ihrer Schüler leisten, ist wegen extremer Belastungen von Seiten der Behörden, Eltern, Schüler und auch der Schulleitungen gefährdet. Am Ende ihrer Kraft rufen einige von ihnen Leistungsreserven ab, deren Erhalt für die eigene Gesundheit wichtig wäre.

Eine Grundschullehrerin schimpft: »Unterricht soll nicht mehr ausfallen! – Wissen Sie, was das bedeutet? – Wenn Kollegen krank sind, muss ich zwei Klassen gleichzeitig unterrichten. Ich beschäftige meine Schüler dann mit irgendeinem Mumpitz und renne zwischen zwei Klassen hin und her. Oder aber die Klasse wird aufgeteilt. Die in anderen Klassen untergebrachten Schüler stören, weil sie dem Unterricht nicht folgen können und sich langweilen. Es ist verboten, die Schüler nach Hause zu schicken. Wissen Sie, was der eigentliche Skandal ist? Nicht der Unterrichtsausfall! Nein, der eigentliche Skandal besteht darin, dass Mütter für ihre Kinder nicht mehr verfügbar sind. Entweder sie sind berufstätig, oder sie fühlen sich von den zu Hause aufkreuzenden Kindern in ihrem Tagesablauf oder in ihrer Freizeitgestaltung gestört. Es geht ihnen nicht um einen optimalen Unterricht. Die unverhofft zwischen den Beinen herumspringenden Kinder sind diesen Müttern lästig. Im

Cluburlaub auf Mallorca verbringen Animateure die Zeit mit ihren Kindern; gestresste Mütter erleben ihre Kinder nur noch als Stress.

In der Betreuung der Kinder am Nachmittag wollen viele zu ihrer ›Mama‹ und weinen. Was glauben Sie, wie viele Mütter darauf bestehen, dass ihre Kinder nachmittags betreut werden, obwohl ihre Mütter zu Hause sind und eigentlich Zeit hätten! Da wird ein höheres Bildungsniveau von Eltern eingeklagt, deren eigenes Niveau sich auf Fernsehprogramm und Konsum reduziert. Eltern ohne jede Begeisterung für Bildung und Kultur erwarten von der Schule, dass sie alle Versäumnisse des Elternhauses kompensiert.«

Wir können erkennen, wie die Schimpfkanonade der Grundschullehrerin mit einer gehörigen Portion an Aggressivität aromatisiert ist, die förmlich nach Staphisagria schreit. Jeder Stress bedeutet eine mehr oder weniger große Zunahme an Aggressivität – eine Tatsache, die oft abgestritten oder verleugnet wird. Im täglichen Leben ist Aggressivität für jeden erkennbar: auf dem Schulhof, den Autobahnen, in den Fußballstadien, an den Stammtischen, in Warteschlangen, Beziehungskrisen, im politischen Leben und so weiter.

Es gibt aber auch eine versteckte Aggressivität, die sich hinter einer Maske von Kultiviertheit verbergen kann, wie zum Beispiel bei Arbeitgebern, die von ihrem Arbeitnehmer wie selbstverständlich die Verlegung des Arbeitsplatzes aus dem sozialen Netz ins Ausland verlangen, oder von Lehrern, die mit diskreten Demütigungen ihre Schüler disziplinieren, oder von Eltern, die ihre eigenen unerfüllten Lebensträume von ihren Kindern verwirklichen lassen wollen. Derartige äußere Lebensumstände, zwischenmenschlicher Zynismus und Diskriminierungen erzeugen Dauerstress. Die Problematik ist, dass man den aggressiven Anteil sehr viel schneller beim anderen als bei sich selbst feststellt. Stress jedoch ist emotionale Aggressivität gegen sich selbst *und* andere.

Stressgeplagte sehen die Ursache ihres Elends meist in äußeren Umständen: Jeweils der andere ist »schuld«. Das Tragische ist, dass aus seiner Sicht jeder Recht hat.

Anwendungsempfehlung

- Der Stress im Berufsleben wird von der Staphisagria-Resonanz dominiert. Bei jedem Stress, jedem Zeitdruck, bei emotionalen Verletzungen, auch bereits bei »kleinen« Kränkungen: Staphisagria C 10000, C 50000.
- Erfahrungsgemäß klingt die Staphisagria-Stressresonanz in Erwartung der beruflichen Belastungen am Sonntagabend bereits an und verliert sich am Freitag nach der Arbeit.
- »Ich weiß nicht mehr ein noch aus.« Bei ausweglosen Situationen: Ignatia C 10000, C 50000.
- Im Burn-out-Zustand »Es ist *alles* zu viel!«: Acidum phosphoricum C 10000.

(Siehe auch S. 192 ff. »Richtlinien für eine homöopathische Stresstherapie«.)

Stress im Alter

Eines war für Herrn Schneider immer klar: Sein Rentnerdasein würde er in vollen Zügen genießen – frei von Verpflichtungen, frei von Arbeitsdruck. Wenn er das Ausmaß der Katastrophe, die ihn erwartete, geahnt hätte, wäre er dem Vorschlag seines Chefs bereitwillig gefolgt, auch als Senior noch eine gewisse Zeit zu arbeiten. Aus Herrn Schneiders Sicht hat die Katastrophe einen Namen: und die heißt *Frau* Schneider. Bisher hatten die Eheleute eine recht harmonische Ehe geführt. Da jeder seinen eigenen Wirkungsbereich hatte, gab es keine Kollisionspunkte.

Wie sieht es jetzt aus? Frau Schneider geht ihrer gewohnten Hausarbeit nach. Sie hat das Gefühl, dass ihr Mann seit seiner Berentung gleichzeitig in allen Ecken herumsteht. Seine bloße Anwesenheit beginnt sie zu nerven, und insgeheim sehnt sie sich nach früheren Zeiten zurück. Sie glaubt, ihren Mann beschäftigen zu müssen, und führt das Kommando: Der Müll muss in die Tonne! Vergiss den Einkaufszettel nicht! Der Rasen müsste gemäht werden! Warum sitzt du stundenlang hinter der Zeitung? Musst du schon wieder in die Küche kommen, wenn ich koche?

Herr Schneider spürt, dass er seiner Frau lästig ist, und ist gekränkt. Als sie ihn mit einem »Im Wohnzimmer müsste heute noch staubgesaugt werden« wieder einmal aus der Küche scheucht, gibt er Contra: »Ich sehe keinen Staub.« – »Bei uns wird zweimal in der Woche staubgesaugt!« – »Ist das nicht übertrieben?« – »So achtest du also meine jahrelange Arbeit! Eigentlich hatte ich schon immer die Ahnung, dass meine Hausarbeit von dir nicht geschätzt wird. Wertvoll war immer nur *deine* Arbeit!«

Mit der Zeit entsteht eine sich aufheizende Atmosphäre mit gereizten Sticheleien und verbalen Entgleisungen, wobei sich die Eheleute gegenseitig Respektlosigkeit, mangelnde Achtung, Kontrollsucht und Lieblosigkeit vorwerfen. – Ein belastendes Kränkungs-Pingpong. Jeder ist fassungslos, wieso sich der (die) andere derart eklig verhalten kann. Die zu große Nähe führt zu einer angespannten Gereiztheit, die durch eine sich verschlimmernde Schwerhörigkeit von Herrn Schneider gesteigert wird. Ständiges Nachfragen, laut Sprechen, ewiges Wiederholen – das nervt.

Zum ersten Mal in ihrem Leben haben beide die Nase so richtig voll voneinander. Beiden ist auch nicht entgangen, dass Besucher, die die gespannte Familienatmosphäre wahrnehmen, lieber gehen als kommen. Eine sich einschleichende Langeweile wird lediglich durch sich ständig wiederholende gegenseitige Ermahnungen unterbrochen: »Der Arzt hat gesagt, du musst viel trinken. – Hast du heute schon genug getrunken? – Hast du heute schon dein Glas Milch zur Osteoporoseprophylaxe getrunken? – Nimm deine Calciumtabletten, sonst bekommst du am Ende noch eine Oberschenkelhalsfraktur.« Immer die gleichen Sätze –

darin erschöpft sich der geistige Austausch. Das gegenseitige Auf-sich-Aufpassen ist zur Beschäftigung geworden.

Allmählich verschlechtert sich der körperliche Zustand von Herrn Schneider. Er braucht Hilfe beim Anziehen, bei der täglichen Körperpflege, wird inkontinent. Frau Schneider bemüht sich, ihrem Mann zu helfen, so gut sie kann. Doch die Arbeit zehrt an ihren Kräften. Ein weiterer Grund für ihre chronische Gereiztheit sind ihre nicht passenden dritten Zähne: Schmerzhafter Druck am Kiefer, wunde Schleimhäute. Jede Mahlzeit ist eine Qual. Ein Kostenvoranschlag für ein vom Zahnarzt verordnetes neues Gebiss wird von ihrem Mann mit einem »Lohnt sich das überhaupt noch?« kommentiert. Frau Schneider ist so wütend, dass sie sich entschließt, dazu jetzt besser nichts zu sagen. Die Luft jedoch vibriert vom ständigen feinen Nervensägen. In derartigen Situationen hätte Staphisagria die angespannte Gereiztheit mindern können.

Inzwischen hält es die Tochter für nötig, täglich ihre Eltern zu besuchen. Die Inanspruchnahme eines Pflegedienstes wird von den alten Herrschaften dagegen abgelehnt: Fremde Leute kommen nicht ins Haus! Die Dickköpfigkeit ihrer Eltern erlebt die Tochter als gnadenlosen Egoismus. Dauerwut nistet sich in ihrem Magen ein. Umgekehrt empfinden die Schneiders die zweifellos notwendige Hilfe ihrer Tochter als Bevormundung und reagieren mit ungewohnter Aggressivität. Durch notwendige Entscheidungen – zum Beispiel die Einrichtung eines Notfalltelefons, Organisation eines Nachtstuhles – fühlen sich die Eltern gekränkt. Die

Tochter ist im Dauerstress. Sie muss ihre eigene Familie versorgen und ist halbtags berufstätig. Ihre Tage waren bisher schon voll ausgelastet. Wenn sie ihre Eltern besucht, steht sie immer unter Zeitdruck. Das langsamere Lebenstempo ihrer Eltern kollidiert mit ihrem straff durchorganisierten Alltag.

Haben Sie schon erlebt, wie lieblos Gestresste miteinander umgehen können? Alles nervt nur noch. Die Inkontinenz, das schlechte Sehen und Hören, das Schlabbern und Klecksen, das Gejammer. Früher eine ganz normale, kultivierte Familie – und auf einmal fallen Sätze wie: »Mensch, halt doch jetzt mal deine Klappe! – Hast du schon wieder ins Bett gepinkelt?« Nie zuvor hätte man dies für möglich gehalten!

In solchen Situationen müsste man allen Beteiligten Staphisagria geben. Wenn sich alle innerlich die Haare raufen und stöhnen: »Ich halte das nicht mehr aus!«, wäre Ignatia die richtige Arznei.

Der Zustand der Eltern erfordert, dass ihre Tochter häufiger die Nächte bei ihnen verbringt. Nach einiger Zeit spürt sie, dass die Pflege der Eltern ihre Leistungsfähigkeit überfordert. Vorsichtig lenkt sie das Gespräch auf das Thema Altenheim und erhält eine klare Antwort: »Nie und nimmer! Ist dir bewusst, was uns da erwartet? Im Altenheim wird uns alles vorgeschrieben. Es wird uns vorgeschrieben, wie viele und welche Möbel wir mitnehmen dürfen. Morgens werden wir zu einer bestimmten Zeit geweckt. Ob wir wollen oder nicht, wir müssen an gemeinsamen Mahlzeiten teilnehmen. Außerdem möchten wir nicht von einem Fremden angefasst, gewaschen oder gefüttert werden. Noch können wir für uns selber sorgen.«

Der Tochter gelingt es kaum, Vorurteile und Klischees zu entkräften. »Es wäre sicher das Beste, wir würden ganz abtreten.« Das Stichwort Altenheim löst geradezu Panik bei den Schneiders aus. Möglicherweise steht auch eine nicht gelöste Todesproblematik – Altenheim als letzte Station? – hinter diesen Ängsten. Welche Resonanzebene beschwören die Schneiders? Ignatia. Sie können sich ein Leben im Altenheim nur im verzweifelten Zustand vorstellen.

Die Anspannung der genervten alten Menschen und deren Verzweiflung überträgt sich auf ihre Tochter, die inzwischen enorme Kraft braucht, um ihre inneren Aggressionen zu kontrollieren. Jetzt erst wird ihr bewusst, wie viel psychische und körperliche Kraft die Pflege alter Menschen kostet: Die ständige Begleitung des Vaters zur Toilette – auch nachts, die durch seine Inkontinenz bedingten hygienischen Probleme, nächtliche Schlafunterbrechungen und vor allem die psychische Unausgeglichenheit ihrer Eltern, der sie ausgeliefert ist. Irgendwann helfen der Tochter die Stressarzneien nicht mehr, sie gerät in eine Resonanz großer körperlicher und seelischer Erschöpfung – in einen Burn-out-Zustand – und benötigt jetzt Acidum phosphoricum, die typische Erschöpfungsarznei (siehe auch S. 47 f.).

Gewiss: Nicht jeder Mensch gerät zwangsläufig an seinem Lebensende in die beschriebene Stressspirale. Gefährdet sind jedoch besonders diejenigen, die schon in ihrem aktiven Leben vermehrt Stress ausgesetzt waren. Diesen Menschen droht tragischerweise oft auch ein stressiger Lebensabend.

Anwendungsempfehlung

- Bei angespannter Gereiztheit, einem Zustand des allseitigen Genervtseins, bei jeder körperlichen oder psychischen Belastung für alle Beteiligten: Staphisagria C 10000, C 50000.
- Bei Ausweglosigkeiten, wie zum Beispiel nicht zu vermeidende Pflegekräfte, nicht zu vermeidendes Altenheim sowie bei Verzweiflung: Ignatia C 10000, C 50000.
- Bei großer körperlicher und seelischer Erschöpfung: Acidum phosphoricum C 10000, C 50000.

(Siehe auch S. 192 ff. »Richtlinien für eine homöopathische Stresstherapie«.)

Wie erkenne ich die für mich passende Arznei?

Die Berechtigung, Ihnen ein leichtverständliches, homöopathisches Therapiekonzept gegen Stress anzubieten, ergibt sich aus der erfolgreichen Behandlung Tausender von Patienten in Zusammenarbeit mit mehreren Assistenzärzten über viele Jahre hinweg und aus der Tatsache, dass durch die weite Verbreitung von Stress nur wenige Stressarzneien die Therapie überdeutlich dominieren. Meist gelingt es, die Wirksamkeit der homöopathischen Stressarzneien am eigenen Leibe zu erfahren, sodass man schnell in diese Therapie hineinwächst. Ausgesprochen komplizierte Verläufe, die eine professionelle Begleitung erfordern, sind nicht so häufig.

Die Arzneien, die vor allem zum Einsatz kommen, sind die Grundarznei *Natrium muriaticum* sowie die Stressarzneien *Staphisagria* und *Ignatia* (*Causticum* und *Acidum phosphoricum* werden seltener benötigt, siehe S. 44 ff.). Für die Bestimmung der richtigen Stressarznei ist Ihr psychischer Zustand das wichtigste Kriterium. Wenn Sie erkennen, dass Sie genervt, angespannt oder wütend sind, heißt die richtige Arznei Staphisagria. Es gibt kaum einen Menschen, der diesen Zustand nicht intuitiv erkennen würde. Wenn Sie hingegen sicher sind, dass Sie sich in einer ausweglosen Situation befinden, Sie also »verzweifelt« sind, benötigen Sie Ignatia. Diesen Zustand festzustellen ist jedoch nicht immer so einfach.

Wie erkennt man einen Ignatia-Zustand? – Drei Frauen treffen sich auf dem Marktplatz: Eine leidet unter Haarausfall, die Glatzenbildung ist bereits erkennbar – wie fühlt sich diese Frau, welche Arznei benötigt sie? – Ignatia. Eine andere Frau muss wegen eines Gebärmutterhalskrebses operiert werden, die Gebärmutter soll entfernt werden; ihr langjähriger Kinderwunsch ist nicht erfüllt – welche Arznei wird ihr bei ihren Schlafstörungen, Rückenschmerzen, Kopfschmerzen helfen? – Ignatia. Die dritte Frau ist verliebt, sie hat ihre Wohnung und ihren Arbeitsplatz aufgegeben und ist zu ihrem Geliebten umgezogen; von einem Tag auf den anderen trennt sich dann der Mann wegen einer anderen Frau von ihr – welche Arznei wird ihr helfen? – Sie haben es verstanden!

Der Ignatia-Zustand ist oft deshalb schwer zu erkennen, weil einem die punktuellen Ausweglosigkeiten nicht immer bewusst sind oder sich nur andeuten. Man muss das Prinzip gut verstanden haben, um in der Ambivalenz – beispielsweise die Schwiegermutter einladen zu müssen, sie aber eigentlich nicht einladen zu wollen – eine Ignatia-Resonanz zu erkennen.

Dieser Ignatia-Resonanz folgt bei Dauerstress meist wieder die Staphisagria-Resonanz. Bei Stress pendelt man oft zwischen Staphisagria und Ignatia hin und her. Wenn man Staphisagria erfolgreich eingesetzt hat und es dann nicht mehr hilft, sollte man im Zweifelsfall erneut Ignatia einsetzen – auch wenn einem dieser Zustand (Verzweiflung oder Ausweglosigkeit) nicht bewusst ist, eben weil Ignatia erfahrungsgemäß auf Staphisagria folgt. In stressfreien Zuständen zwischendurch hilft bei Beschwerden meist Natrium muriaticum.

Ganz wichtig außerdem: Das Erkennen der eigenen Stimmungslage hilft, auch die Resonanz der Mitmenschen zu erkennen: Löst jemand Anspannung in Ihnen aus, ist derjenige ebenfalls angespannt. Treibt jemand Sie in die Verzweiflung, dann befindet sich derjenige selbst mit großer Wahrscheinlichkeit im Ignatia-Zustand.

Wie lange dauert eine homöopathische Behandlung? Es gibt eine Faustregel, die besagt, dass eine homöopathische Therapie in Monaten so lange dauert, wie die Beschwerden in Jahren bestanden haben. Das würde ich so nicht unterschreiben. Nach meiner Erfahrung sind die Verläufe unterschiedlich, je nach Stärke der äußeren Störfaktoren. Wenn ein Mensch zum Beispiel mit einer stressbedingten Migräne kontinuierlich unter Druck gesetzt wird, ist eine Heilung schwierig. Dennoch erwarte ich auch hier, dass nach mehrfacher Einnahme der Globuli eine spürbare Besserung ausgelöst wird.

Richtlinien für eine homöopathische Stresstherapie

1. *Zu Beginn der Therapie* sollte wegen möglicher Beeinträchtigung der Wirksamkeit der homöopathischen Arznei Folgendes gemieden werden:
   - Deodorant
   - ätherische Öle
   - mentholhaltige Zahncreme
   - Pfefferminzbonbons oder -kaugummis
   - Kaffee
   - Kräutertees
   - andere homöopathische Arzneien
2. Eigenmächtiges Absetzen bisher verordneter, schulmedizinischer Medikamente ist verboten! (Meist stören allopathische Medikamente die homöopathische Therapie nicht.) Ausnahme: Zink oder cortisonhaltige Hautcremes sind zu vermeiden. Bestehen bereits schwere Erkrankungen, zum Beispiel Asthma, sollte die Therapie nur mit professioneller Begleitung erfolgen.
3. Niemals mehrere homöopathische Arzneimittel gleichzeitig einnehmen! (Die richtige Arznei passt wie ein Schlüssel zum Schlüsselloch. Zwei gleichzeitig in ein Schlüsselloch gesteckte Schlüssel werden die Tür nicht öffnen.)
4. Lutschen Sie die Kügelchen bei jeder psychischen oder körperlichen Beeinträchtigung, zum Beispiel bei Kummer, Kopfschmerzen, Juckreiz, Husten – eines nach

dem anderen. Spüren Sie nach 2 bis 3 Stunden keine positive Wirkung, setzen Sie die Arznei ab, denn sie ist falsch. Spüren Sie aber nach 2 bis 3 Stunden eine positive Wirkung, sind die Selbstheilungskräfte Ihrer Natur angeregt. Sie pausieren dann mit der Einnahme der Arznei und beginnen erst wieder bei einer eindeutigen psychischen oder körperlichen Verschlechterung. Wenn die Globuli immer wieder Besserungen auslösen, wächst Ihr Vertrauen in die Therapie. Bestehen bei Psychostress gleichzeitig körperliche Symptome, lässt sich durch Besserung dieser Symptome nach Einnahme der Arznei der Therapieerfolg objektivieren.

5. Der Verlauf einer homöopathischen Therapie ist wellenförmig: Ihre Beschwerden verbessern sich zunächst, werden wieder schlechter, wieder besser ... Die Intensität Ihrer Beschwerden nimmt im Laufe der Zeit jedoch ab, die Abstände zwischen dem Auftreten der Beschwerden vergrößern sich. Da die Resonanzen den ganzen Menschen betreffen, kann man überprüfen, ob die Arznei zum Beispiel bei einem Schnupfen, bei Rückenschmerz, Juckreiz oder einer Schlafstörung etc. auch wirklich hilft. Kann man keinerlei Besserungen auslösen, wird die Therapie abgebrochen.
6. Sie können die Globuli pur lutschen oder ein bzw. mehrere Kügelchen in einem Glas Wasser mit einem Plastiklöffel verrühren, bis sie aufgelöst sind, und die aufgelöste Arznei löffelchenweise einnehmen.
7. Die Anzahl der eingenommenen Kügelchen ist nicht relevant. Lässt man *ein* Kügelchen unter der Zunge

zergehen, entspricht das *einem* Impuls. Lutscht man gleichzeitig 10 Kügelchen, entspricht das auch *einem* Impuls.
Die Therapie von Kindern unterscheidet sich in der Arzneigabe und in den Potenzen nicht von der bei Erwachsenen.

8. Eine Intensivierung der Therapie ist durch häufigere Einnahme der Kügelchen möglich und durch eine Erhöhung der Potenz. Mit Ausnahme von Asthma und Neurodermitis (siehe S. 102 ff.) beginnt man bei Krankheiten mit psychischer Beteiligung mit der Potenz C 1000. Je höher die psychische Belastung, desto höhere Potenzen kommen zum Einsatz. Wenn die C 1000 nicht mehr wirkt, gehen Sie zu C 10000 über und so weiter. Lassen Sie sich von oft geäußerten Bedenken gegenüber Hochpotenzen nicht beirren. Bei rein körperlichen Beschwerden mit der Potenz C 30 beginnen! Da Stress aber psychisch ist, ziehe ich höhere Potenzen vor.
9. Wenn eine Arznei geholfen hat, nehmen Sie die Arznei bei allen Beschwerden, und wechseln Sie erst dann, wenn Sie sicher sind, dass sie nicht mehr hilft.
10. Für die Bestimmung der richtigen Arznei können auch körperliche Symptome den Weg weisen – insbesondere wenn man die psychische Resonanzlage nicht eindeutig erkennt. Die Symptome-Tabellen auf Seite 195 ff. helfen bei der Orientierung.

Beispiel: Sie haben aktuell Hautausschläge am Haaransatz, einen Lippenherpes und tränende Augen im Wind, schauen Sie in die Tabelle! Welche Arznei nehmen Sie? Die Wahrscheinlichkeit ist sehr hoch, dass Sie Natrium muriaticum benötigen.

Die Tabellen sind nicht vollständig und lediglich ein Leitfaden bei der Arzneisuche. Sie berücksichtigen jedoch die Symptome, die sich in der Praxis für die Arzneifindung als hilfreich und wertvoll erwiesen haben. Ein Fehlen der beschriebenen Symptome spricht nicht gegen eine Arznei, aber je mehr Symptome Sie in einer Tabelle finden, desto wahrscheinlicher ist dies die richtige Arznei für Sie.

Für die Bestimmung der richtigen Arznei bleibt Ihr psychischer Zustand das wichtigste Kriterium.

Staphisagria-Symptome

Geist/Gemüt	Angespanntheit Aggressivität unterdrückte Wut
Kopf	Haar vorzeitig grau Ekzem am Hinterkopf Schwindel bei schnellen Kopfbewegungen Schläfenkopfschmerz

Gesicht	blass, bläulich bei Zorn Gesichtsschmerz durch Ärger
Augen	Ausfall der Wimpern Gerstenkorn, Hagelkorn Hautausschläge rund um die Augen herum
Mund	Speichelfluss im Schlaf Zahnfleischbluten beim Zähneputzen unerklärlicher Zahnschmerz nach Zahnbehandlung Zahnschmerz bei Ärger Aphten im Mund
Brust	Brust- bzw. Herzschmerzen bei Ärger
Magen	Heißhunger bald nach dem Essen Magenschmerzen bei Erregung und nach Ärger
Rektum	dünner Stuhl nach Ärger, Erregung und Enttäuschung Stuhlgang eher weich
Harnblase	häufiger Harndrang bei Blasenentzündungen Schmerz der Harnröhre, wenn man nicht uriniert
Haut	bei juckenden Hautausschlägen tritt nach dem Kratzen der Juckreiz an einer anderen Stelle wieder auf Hautausschläge um die Augen herum Hautausschläge hinter den Ohren
Extremitäten	Restless-Legs (unruhige Beine)

Ignatia-Symptome

Geist/Gemüt	Unentschlossenheit Verzweiflung Launenhaftigkeit
Kopfschmerzen	treten plötzlich auf und verschwinden plötzlich meist am Scheitel stechend nach Kummer und Schreck durch Gerüche
Gesicht	Schwitzen beim Essen Schwitzen an einer kleinen Stelle im Gesicht
Mund	offen im Schlaf Zähneknirschen im Schlaf Kloßgefühl im Hals
Hals	Halsschmerz besser durch Schlucken
Atmung	Verlangen, tief zu atmen seufzen
Husten	nervöser Husten nach Ärger und Schreck Hustenreiz wird stärker, je mehr man hustet
Brust	krampfhaftes Zusammenschnüren im Herzbereich Herzklopfen durch Ärger Herzschmerz wie wund durch Kummer
Magen-schmerzen	Essen bessert den Schmerz

Anus	Hämorrhoiden Analschmerzen, die sich beim Gehen bessern
Extremitäten	schweißige Handinnenflächen
Menses	Kummer löst Menses aus
Allgemeine Symptome	Ohnmacht - bei Erregung - nach Schreck - im überfüllten Raum - nach Menses Krämpfe nach Aufregung Frieren bei Kummer Schlaflosigkeit durch Kummer Heißhunger nachts

Causticum-Symptome

Geist/Gemüt	Auflehnung
Kopf	Hautausschläge am Hinterkopf Kopfschmerz chronisch - verschlechtert sich allmählich und hört plötzlich auf
Gesicht	fettige Haut Rosacea wunde Mundwinkel einseitige Gesichtslähmung Kiefergelenkschmerz beim Mundöffnen

Ohren	Hautausschläge hinter den Ohren Ohrenschmalz vermehrt
Augen	Zucken und Zittern der Lider Nystagmus
Nase	Warzen
Mund	Stottern bei Erregung und durch Ärger wiederkehrende Abszesse am Zahnfleisch roter Mittelstreifen auf der Zunge
Hals	Steifheit des Nackens
Kehlkopf	heisere Stimme durch Überanstrengung Verlust der Stimme
Husten	Trinken bessert den Husten Kitzelhusten verhindert den Schlaf weckt aus dem Schlaf
Extremitäten	hornige Warzen Muskellähmungen

Acidum-phosphoricum-Symptome

Geist/Gemüt	Vergesslichkeit Konzentrationsschwäche hoffnungslose Grundstimmung
Kopf	vorzeitiges Ergrauen des Haares Kopfschmerz bei geistiger Anstrengung Haarausfall bei Kummer

Gesicht	bläuliche Ringe um die Augen Öffnen der Lider morgens schwierig
Mund	morgens bitterer Geschmack Zahnfleischbluten beim Zähneputzen
Magen	Heißhunger nachts Verlangen nach kalten Getränken, nach Saftigem
Abdomen	Neigung zu dünnem Stuhl Entleerung der Harnblase unwillkürlich beim Husten
Rücken	Nackenschweiß im Schlaf
Extremitäten	Wachstumsschmerzen bei Kindern
Allgemeine Symptome	Schwäche morgens unerfrischender Schlaf Müdigkeit

Natrium-muriaticum-Symptome

Geist/Gemüt	Gelassenheit Mitgefühl Ausgeglichenheit
Kopf	Haarausfall nach der Entbindung Hautausschläge am Haaransatz Hautausschläge an der Stirn

Kopfschmerz (kommt und geht mit der Sonne)	Schmerzgipfel um 10 Uhr vormittags nach Gefühlserregung nach mechanischer Verletzung bei Augenanstrengung bei körperlicher Anstrengung im Moment des Hustens vor und während der Menses
Schwindel	anfallsweise periodisch bei geistiger Anstrengung während der Schwangerschaft
Gesicht	Mitesser Akne Bläschen um die Lippen Herpes labialis Taubheit der Lippen trockene Lippen Riss in der Mitte der Oberlippe und/oder Unterlippe
Augen	tränende Augen im Wind und beim Husten Zittern der Lider Hautausschläge auf den Lidern verklebte Augen morgens Trübsehen vor und während der Kopfschmerzen fließende schwarze Flecke Zickzack-Linien

Mund	salziger, bitterer Geschmack im Mund Mundtrockenheit Aphten am Zahnfleisch Landkartenzunge Bläschen auf der Zungenspitze Trockenheit der Lippen, eingerissene Lippen
Nase	Niesen morgens anfallsweise und erfolglose Ansätze zum Niesen Trockenheit der Nasenschleimhäute verstopfte Nase, meist beidseits weiße oder klare Schleimabsonderungen (manchmal auch eitrig)
Hals	Halsschmerzen morgens
Brust	Herzklopfen abends Herzklopfen anfallsweise Husten morgens nach dem Aufstehen Husten nach körperlicher Anstrengung Erbrechen beim Husten
Magen	Abneigung/Verlangen nach salzigen Speisen viel Durst
Rektum	Neigung zu Verstopfung kein Stuhlgang in den ersten zwei Tagen einer Reise krümeliger Stuhl oder Schafskot Stuhl eher hart

Nieren/ Harnwege	kann nur Wasser lassen, wenn alleine Schmerzen in der Harnröhre Schmerzen am Ende des Urinierens
Genitale	Ausfall der Schamhaare Wundheit zwischen Hodensack und Schenkel Trockenheit der Vagina
Rückenschmerzen	Schmerzen bei langem Bücken
Extremitäten	wund zwischen Zehen (Fußpilz) rissige, juckende Haut Ausschläge in den Gelenkbeugen, Ellenbeugen, Kniekehle
Schlaf	Schlaflosigkeit durch Kummer häufiges nächtliches Erwachen Einschlafstörung
Menses	Reizbarkeit und Schwermut im Zusammenhang mit der Menses

Die Grundlage dieser Tabellen sind Erfahrungen aus meiner eigenen Praxis.

Fragen an den Autor
Nachwort

»Kann man die Homöopathie auf die von Ihnen beschriebenen Arzneien reduzieren?«

In einer homöopathischen Praxis wird auch eine große Anzahl anderer Arzneien benötigt. Zu Beginn meiner Tätigkeit habe ich versucht, wie jeder andere Homöopath die richtige Arznei aus der Fülle vieler Arzneien zu bestimmen. Die Aufgabe eines Homöopathen besteht ja darin, die *individuelle* Arznei herauszufinden. Die Entdeckung der Stressresonanzen hat jedoch die therapeutischen Erfolge geradezu revolutioniert. Die Erkenntnis, dass Stress einer Gesetzmäßigkeit folgt, war zunächst auch von mir mit großen Zweifeln besetzt. Heute bestehen diese Zweifel nicht mehr. Meine Erkenntnisse machen die Homöopathie durchschaubarer und leichter anwendbar. Die beschriebene einfache Gesetzmäßigkeit – auf Natrium muriaticum (Gelassenheit) folgt Staphisagria (Anspannung) folgt Ignatia (Verzweiflung) folgt Causticum (Auflehnung) – ist als Prinzip so einfach, dass man sich fragt, warum es nicht schon längst Allgemeingut geworden ist. Allein das Erkennen der Stressresonanzen hilft, sich gegen Stress zu schützen.

»Kann man mit den wenigen homöopathischen Stressarzneien so unterschiedliche Beschwerden wie Schlafstörungen, Hautjucken, Kopfschmerzen usw. bessern?

Die Chance für Besserungen und Heilungen besteht, weil Stress in unserem Leben eine dominierende Rolle spielt. Das muss man nicht glauben, sondern durch Einnahme der Arzneien selbst in Erfahrung bringen. Wenn Sie sich unbefangen in den Familien, in der Schule, in den Betrieben, im öffentlichen Leben umsehen, werden Sie bemerken, dass unsere Gesellschaft stressdurchseucht ist. Dadurch erklärt sich der weitverbreitete Erfolg der Stressarzneien Staphisagria und Ignatia. Kennen Sie jemanden, der nie gestresst ist?

»Wo bleibt bei Ihrer Therapie die der Homöopathie zugesprochene Individualität?«

Das Individuelle wird im Stresszustand durch die Staphisagria- und Ignatia-Resonanzen überlagert. Jeder gestresste Mensch benötigt Staphisagria. Individualität lässt sich an der Tiefe und der Dauer der Stressresonanz ausmachen. Der eine befindet sich beispielsweise vor einer Fahrprüfung nur kurz in dieser Resonanzebene, ein anderer läuft ständig mit der geballten Faust in der Tasche herum. Hier gibt es Unterschiede. Bei jedem Druck besteht die Gefahr, in eine Stressresonanz zu fallen. Zu einem Wechsel in eine Ignatia-Resonanz muss es nicht zwingend kommen. Jetzt zeigen sich individuelle Dispositionen, die abhängig sind von bereits erlebten Stressbahnungen.

»Davon, dass ich homöopathische Kügelchen nehme, ändert sich mein stressiges Leben nicht. Ich habe nun einmal eine zu hohe Arbeitsbelastung!«

Viele Lebensumstände lassen sich nicht einfach ändern. Bedenken Sie aber, dass Sie im gestressten Zustand nicht Sie selbst sind. Wenn Sie unter einer Migräne leiden und wenn Ihnen täglich in der Firma ein zu großes Arbeitspensum abverlangt wird, können Sie sich von der Wirksamkeit der Stressarzneien zum Beispiel bei Kopfschmerzen, Schlafstörungen u.a. überzeugen. Wenn Sie diese Arzneien jedoch immer wieder benötigen, können Sie daraus schließen, dass Ihre äußeren Lebensumstände krank machend sind.

»Ist ein gewisser Stress nicht normal?«

Diese immer wieder gestellte Frage ist ein Ausdruck dafür, *wie* stressbeladen unser Leben ist. Es gibt kaum jemanden, der nicht zumindest zeitweise gestresst ist. In diesem Sinne ist Stress tatsächlich normal. Einige Menschen definieren sich geradezu über Stress – sie lieben und verfluchen ihn gleichermaßen. Dennoch hat auch derjenige, der Stress wie eine anregende Droge empfindet, kein optimales Gesundheitsniveau. Er neigt zum Beispiel vermehrt zu Hypertonie, koronarer Herzkrankheit, Tinnitus, nervösem Reizmagen. Hinzu kommt, dass Stress auch Gewaltbereitschaft katalysiert. Je größer der Stress, desto größer die Aggressivität.

»Ist es nicht normal, dass ich sauer werde, wenn ein Autofahrer zu nah auffährt, mir jemand meine Parklücke klaut oder die Zeitung aus dem Briefkasten? Ist es nicht normal, dass ich dann genervt bin?«

Sie treffen Ihren Nachbarn. Als Sie freundlich »Guten Morgen« sagen, erwidert er Ihren Gruß nicht. Da Sie in Ihrem Leben oft Kränkungen erfahren haben und sehr sensibel sind, schlucken Sie seine Unhöflichkeit und geraten in Anspannung, vielleicht sogar in einen Zustand von unterdrückter Wut. Bisher hatte Ihnen Natrium muriaticum bei Ihrer Migräne geholfen. Wenn sich in dieser Situation nun Ihre Migräne melden würde, würde Ihnen Staphisagria helfen. Ist Ihre Reaktion auf das Verhalten des Nachbarn »normal«? Sie ist es nicht! Wenn Sie einen optimalen Gesundheitszustand hätten, wenn Sie in Ihrem Leben wenig Kränkungen hätten aushalten müssen, würden Sie nicht mit Gekränktsein oder unterdrückter Wut reagieren. Die Unhöflichkeit Ihres Nachbarn würde Sie nicht aus dem Gleichgewicht bringen; kein Stress, keine Wut. Bei optimaler Konstitution lassen Sie sich von einer etwaigen Psychopathologie Ihrer Mitmenschen nicht so leicht infizieren.

Es ist tragisch, dass man umso häufiger in Stresszustände gerät, je mehr Stress man in seinem Leben hat mitmachen müssen. Das Umlegen des Schalters in den Stresszustand geschieht unbewusst. Auch wenn man sich vornimmt, sich nicht stressen zu lassen, springt bei entsprechender Disposition die Anspannung an. Wir sind alle mehr oder weniger oft genervt. Ziel bleibt es, die Stresszustände so gut es geht zu reduzieren.

»Der Alltagsstress frisst mich auf. Oft fühle ich mich wie ein Hampelmann, der versucht, es allen recht zu machen. Ich finde mich selber schrecklich, ein ständig Getriebener. Eigentlich lebe ich gar nicht mein Leben. Dauernd denke ich darüber nach, dass es so nicht weitergehen kann. Meine guten Vorsätze aber werden von der Realität eingeholt. Das macht mich fertig. Ich werde immer gereizter. Was soll ich tun?«

Es wäre arrogant, Ihnen für Ihr Leben Patentlösungen anzubieten. Dass ich eine homöopathische Behandlung in Stresssituationen für sinnvoll halte, dürfte Ihnen nicht entgangen sein. Es ist offensichtlich, dass auch Ihre Natur auf ein »Nicht-selbst-sein-Dürfen« kompromisslos mit einem Stresszustand reagiert, einer Änderung der Resonanzlage. Die Folgen davon können Gesundheitsstörungen sein. Wenn Sie ein anderer sein müssen, als Sie eigentlich sind, führt dies unvermeidbar zu Stress und zunehmender Aggressivität. Sie bemühen sich zwar, durch verstärktes Denken, das heißt durch eine übermäßige Selbstkontrolle, Ihre Anspannung zu mindern – bedauerlicherweise steigert aber genau dies Ihre Anspannung! Oft ist kontrollierendes Denken Ihr größter Feind. Alles, was Sie selbstvergessen mit ganzem Herzen tun, hilft dabei, Stress abzubauen!

»Das erstaunt mich jetzt. Ich hatte mir gerade vorgenommen, jetzt mehr an mich selbst zu denken, mich auf diese Weise nicht mehr so unter Druck setzen zu lassen – und jetzt sprechen Sie von Selbstvergessenheit. Was meinen Sie damit?«

Typisch für jeden Stresszustand ist es, dass der Verstand etwas befiehlt, was Sie vom Gefühl her nicht mögen. Mit anderen Worten: Kopf und Bauch sind gegeneinander gerichtet. Ihr Kopf sagt Ihnen: Wenn ich keine Überstunde mache, verliere ich meinen Arbeitsplatz. Ihr Bauch sagt: Ich bin müde, will nach Hause, mich ausruhen. In jedem Stresszustand ist das Gleichgewicht zwischen Kopf und Bauch hin zur Kopflastigkeit verschoben. Ein übermäßiges, sich selbst kontrollierendes Denken führt zu Anspannung. So gesehen bewirkt alles, was übermäßiges Denken vermindert – zum Beispiel Sport, Tanz, Meditation etc. – eine Verminderung von Stress.

Gestresstsein bedeutet stets auch eine Verminderung an Liebesfähigkeit. Liebesfähigkeit aber setzt einen entspannten Zustand voraus. Ein gestresster Mensch braucht sehr viel Kraft, um sich selbst im Gleichgewicht zu halten. Stress trübt die Fähigkeit, sich liebevoll auf andere Menschen einzulassen oder sie auch nur richtig wahrzunehmen. Man ist zu sehr mit sich selbst beschäftigt.

»Ist jeder Stress für meine Gesundheit schädlich?«

Es ist ein Unterschied, ob ich wütend *bin* (Natrium muriaticum) oder ob die Wut *mich hat* (Staphisagria). Die Änderung der Resonanzlage hin zur Stressarznei Staphisagria ist pathologisch, auch wenn wir alle derartige Stressresonanzen kennen. Sie können eine hohe Arbeitsbelastung haben, aber es ist eine Frage der individuellen Disposition, in welchem Ausmaß Sie deshalb unter Stress geraten. Stressanfälligkeit wird bereits in der Kindheit gebahnt. Dauerstress jedoch macht früher oder später immer krank. Die Wirksamkeit der homöopathischen Stressarzneien beweist, dass Sie im Stress sind.

Wenn Sie irgendwo heftig mit dem Kopf anstoßen, ist eine Beule unvermeidlich Der Kopf ist verletzt. Wenn jemand Sie unter Druck setzt – es muss nur lange genug und intensiv genug geschehen –, tragen Sie inmitten des Gestresstseins ebenfalls eine »Seelenbeule« davon.

Die große Bedeutung der homöopathischen Stresstherapie liegt darin, dass jeder Stresszustand enorme Energie kostet und häufig in Burn-out-Zuständen endet. **Insofern ist homöopathische Stresstherapie auch eine Burn-out-Prophylaxe.** Durch die homöopathischen Arzneien lassen sich die negativen Auswirkungen von Stress auf faszinierende Weise bessern – sowohl im Leben des Einzelnen als auch bei Konflikten zwischen gestressten Menschen.

Dank

Menschliches Leid lässt Fassaden einstürzen.
Die Begegnung mit dem wahren Menschen ist ein wunderbares Geschenk.
Ich bin von vielen meiner Patienten beschenkt worden.
Ich bete darum, noch hundertmal als Arzt wiedergeboren zu werden.

Mein besonderer Dank gilt Frau Viola Balke, die unermüdlich die Entstehung dieses Buches unterstützt hat.

Dr. med. Ralf Werner

Register

Unsere Leseempfehlung

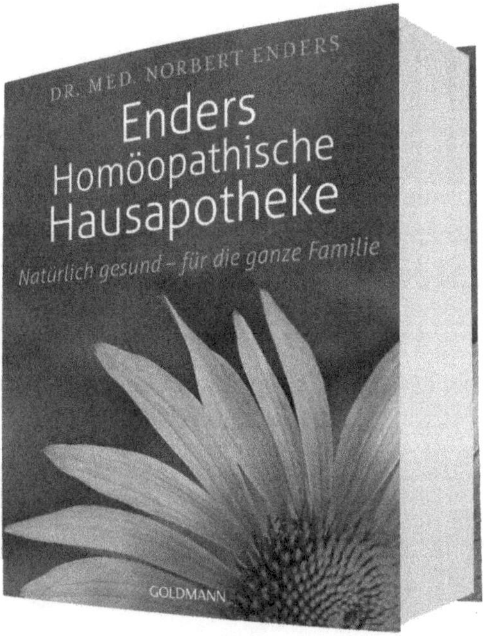

344 Seiten

Seit über 200 Jahren hat sich die Homöopathie als Behandlungsmethode bewährt - ohne Nebenwirkungen, gut verträglich und einfach anzuwenden. Dr. Enders Hausapotheke bietet Hilfe bei 366 Beschwerden von Kopf bis Fuß. Ob Allergie, chronische Erkrankung oder Verletzung - durch die übersichtliche Gliederung und die bildhaften Steckbriefe findet man sicher und schnell zum richtigen Mittel.

www.goldmann-verlag.de
www.facebook.com/goldmannverlag

GOLDMANN
Lesen erleben

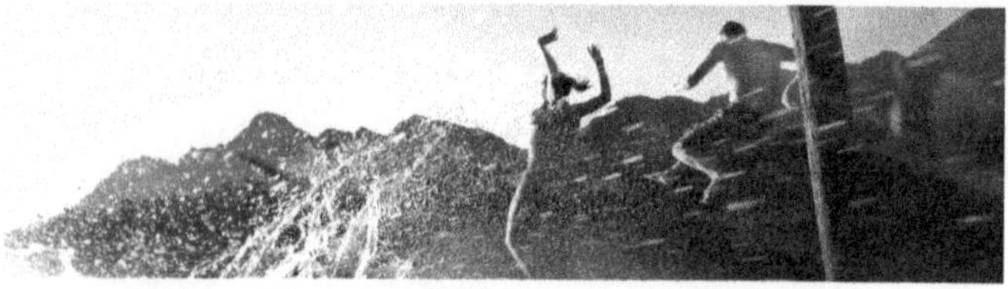

Um die ganze Welt des
GOLDMANN Verlages
kennenzulernen, besuchen Sie uns doch
im Internet unter:

www.goldmann-verlag.de

Dort können Sie
nach weiteren interessanten Büchern ***stöbern***,
Näheres über unsere ***Autoren*** erfahren,
in ***Leseproben*** blättern, alle ***Termine*** zu Lesungen und
Events finden und den ***Newsletter*** mit interessanten
Neuigkeiten, Gewinnspielen etc. abonnieren.

Ein ***Gesamtverzeichnis*** aller Goldmann Bücher finden
Sie dort ebenfalls.

Sehen Sie sich auch unsere ***Videos*** auf YouTube an und
werden Sie ein ***Facebook***-Fan des Goldmann Verlags!

www.goldmann-verlag.de
www.facebook.com/goldmannverlag

GOLDMANN
Lesen erleben